Lindinger

Voller Teller – schlanke Taille

Wer abnehmen will, muss essen

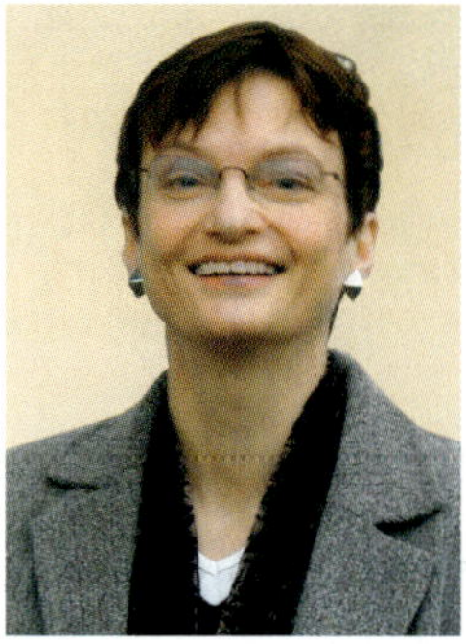

Dr. rer. nat. Karin Lindinger, promovierte Biologin, Medizinjournalistin, Bestseller-autorin und Unternehmensberaterin, isst gern gut und viel. Nach vielen Jahren konsequenten Sattessens zu Hause und im Restaurant entschloss sie sich, auch anderen zu verraten, wie man schlemmt und dabei schlank bleibt.

Dr. Karin Lindinger

Voller Teller – schlanke Taille

Wer abnehmen will, muss essen

- Bodynamics®: das Stoffwechsel-Tuning für weniger Gewicht, mehr Energie und bessere Laune

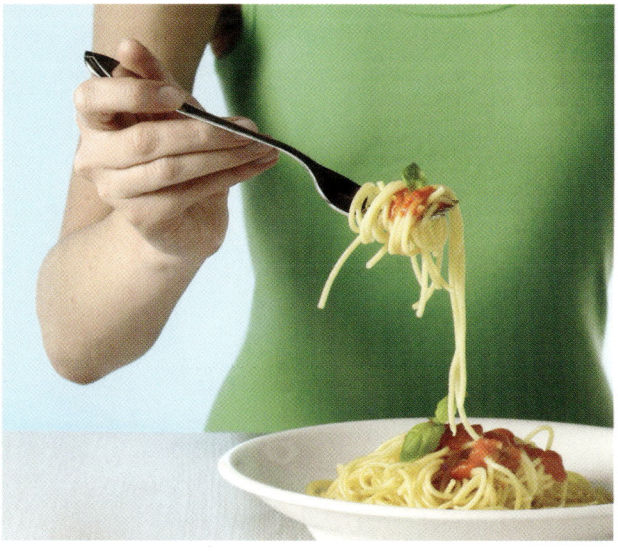

Haug

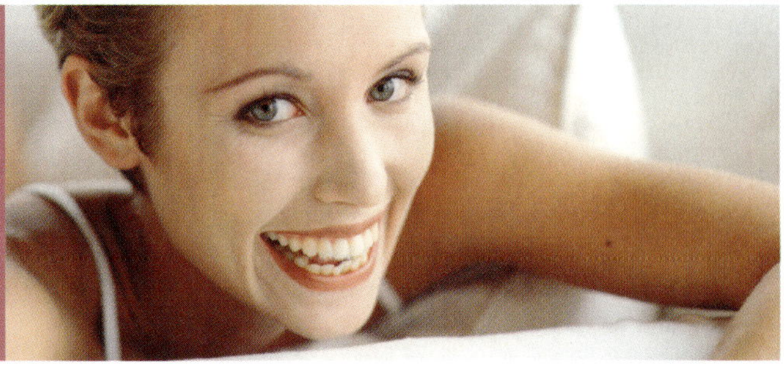

Einleitung

Mehr essen, weniger wiegen

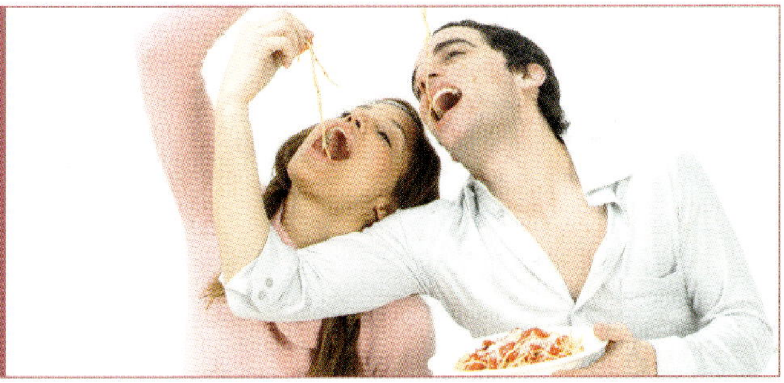

Bewegung ins Leben bringen

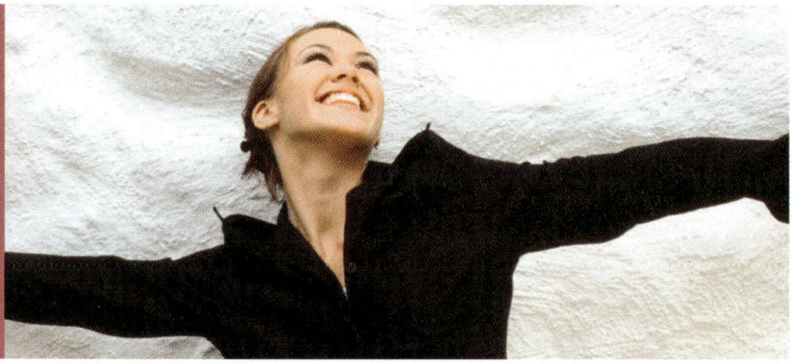

Eine Woche Bodynamics®

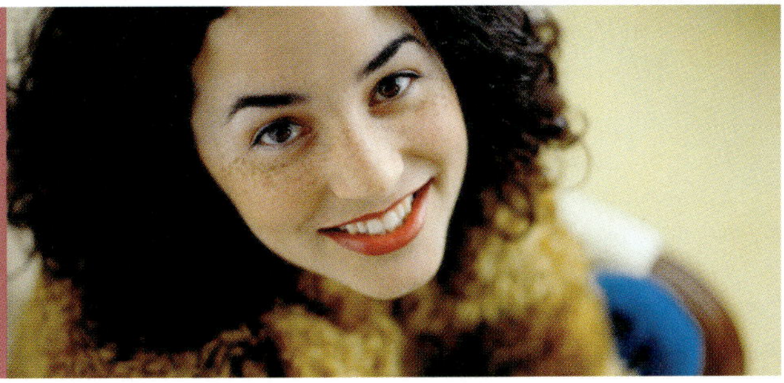

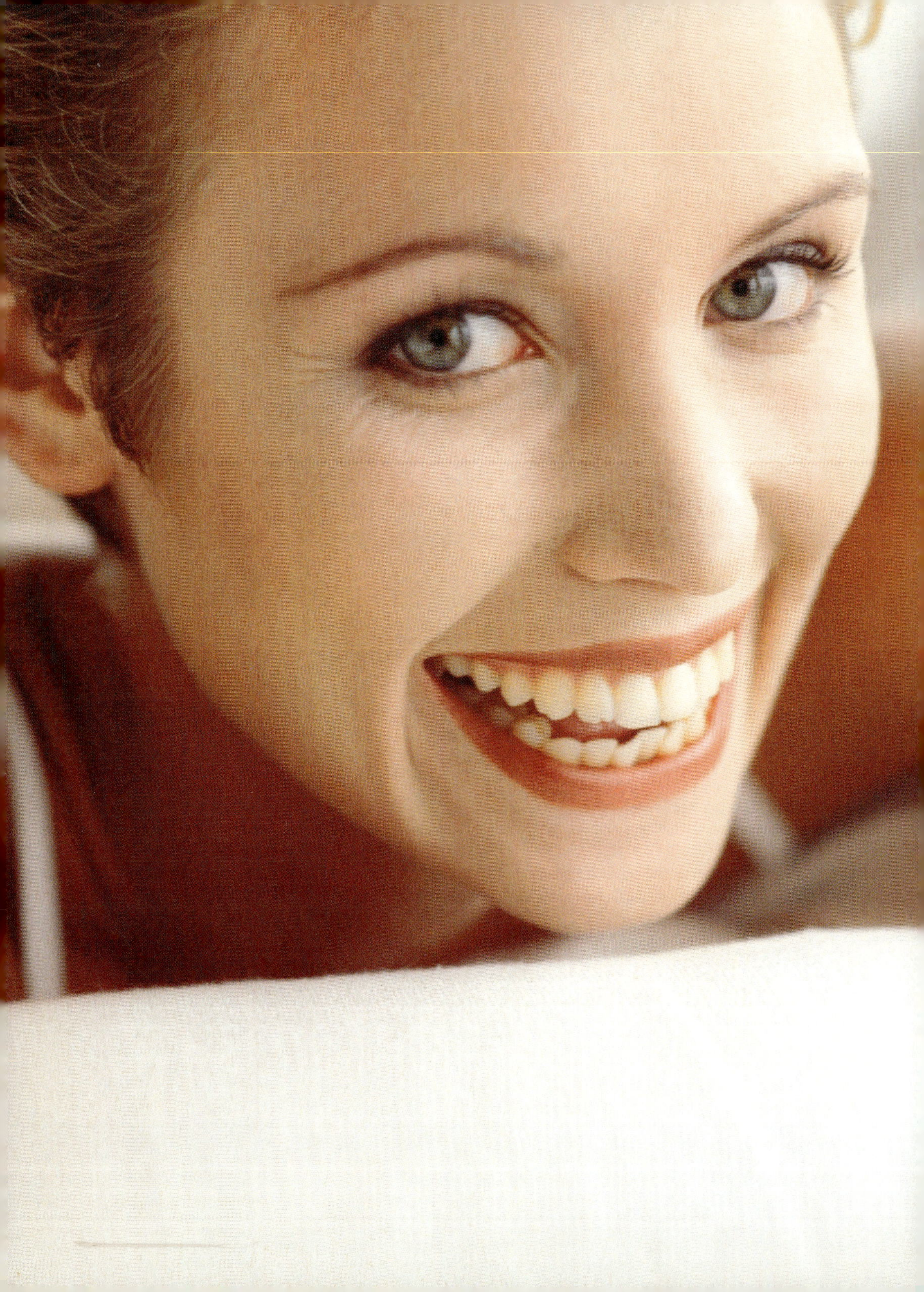

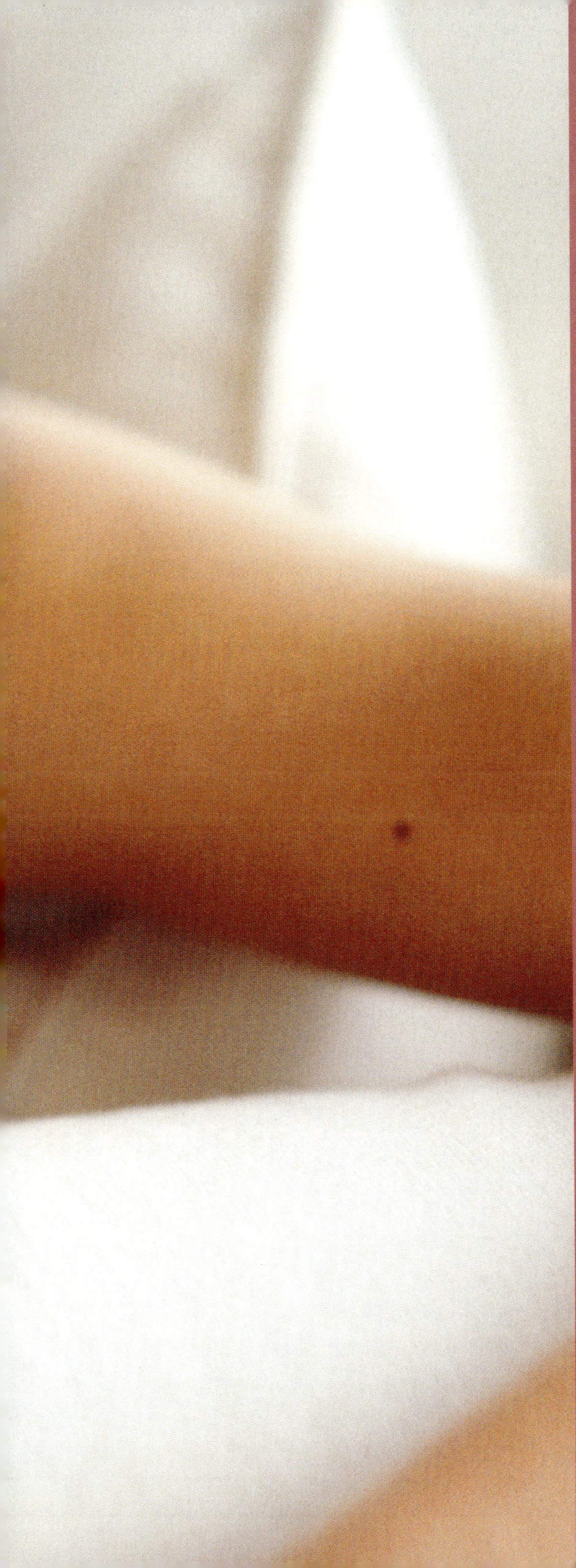

Einleitung

In diesem Kapitel erfahren Sie, wie Sie schlank werden, ohne zu hungern – und nebenbei auch noch gesund und gut gelaunt.

Was ist Bodynamics®?

Schlanker, fitter und fröhlicher mit Stoffwechsel-Tuning

Das Erfolgsversprechen von Bodynamics® heißt „Voller Teller – schlanke Taille". Wie soll das denn funktionieren? Das ist ja genau das Gegenteil von dem, was Ihnen bisher erzählt wurde!

Schluss mit dem Diäten-Terror!

Wie oft hat man Ihnen schon weismachen wollen, dass man mit irgendeiner ganz einfachen Methode, ohne jede Mühe und mit suuuuper viel Spaß in Nullkommanix abnimmt? Im Klartext: stundenlanges Kalorienzählen, joggen, bis der Arzt kommt, und bitte über jedes Salatblättchen freuen, statt nach Sahnetorte und Schweinebraten zu gieren.

Und – lohnt sich die Quälerei wenigstens? Meistens nicht: 90 Prozent aller kalorienreduzierten Diäten führen nicht zu einer dauerhaften Gewichtsabnahme. Durch den Jo-Jo-Effekt wird man hinterher sogar noch dicker. Man verliert vielleicht kurzzeitig ein paar Kilos. Die bekommt man aber mit Zinsen wieder zurück, sobald man mit der Schlankheitskur aufgehört hat.

- Kurz: Hungern hilft nicht!

Info

Die innere Kraft freisetzen

Das Wort „Bodynamics" ist zusammengesetzt aus dem englischen „Body" (Körper) und „dynamic" (dynamisch, von innerer Kraft erfüllt). Genau das ist das Ziel dieser Methode: Die innere Kraft Ihres Körpers freizusetzen.

Mehr essen, weniger wiegen

Die Lösung: Nicht weniger essen, sondern mehr. Aber das Richtige! Essen Sie stoffwechseloptimiert, und Sie werden sich jeden Tag nach Lust und Laune satt essen. Und dabei auch noch abnehmen! Denn das ist das Erfolgsgeheimnis von Bodynamics®: Mehr essen, aber noch mehr verbrennen. So setzen Sie Nahrung vollständig in Energie um statt in Fett, und Sie werden mehr essen, ohne zuzunehmen, mehr Power für Beruf und Privatleben haben, mehr Spaß und mehr Vertrauen in die eigene Stärke!

Die Stoffwechsel-Intensivierung von Bodynamics® trainiert Ihren Körper darauf, einen möglichst großen Anteil der zugeführten Nahrungskalorien in Energie statt in Fettgewebe umzusetzen. Speicherfett, das bereits im Körper vorhanden ist, wird aufgelöst und verbraucht.

- Kurz: Mehr Power, weniger Polster!

Langzeiterfolg statt Jo-Jo-Effekt

Zu schön, um wahr zu sein? Wo ist der Pferdefuß? Hmmmja, also, mit ein paar Tagen ist es nicht getan. Bodynamics® ist der Einstieg in Ihr neues, schlankes, fittes, fröhliches Leben. Nicht nur für ein paar Tage, sondern für immer. Aber das wird Sie keine Überwindung kosten, denn sobald Sie merken, wie Sie körperlich und geistig immer mehr auf Zack kommen, werden Sie dieses neue Gefühl nicht mehr missen wollen.

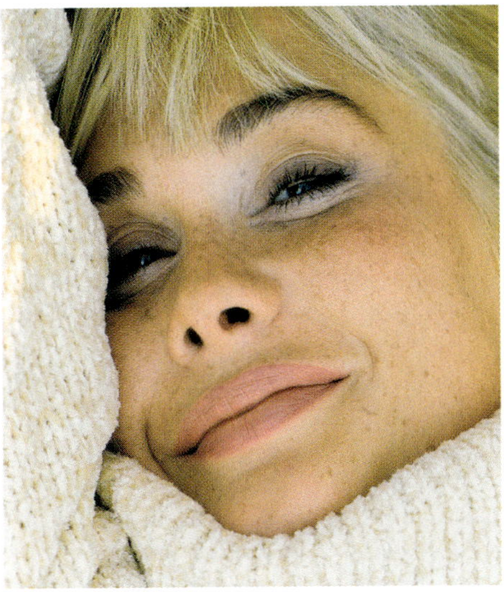

▲ Wollten Sie nicht schon lange etwas Gutes für sich tun? Hier ist Ihre Chance!

Info

Bodynamics® ist für alle da

- Bodynamics® kostet NICHTS. Sie brauchen weder besondere Nahrungsmittel noch Sportgeräte noch Schönheitsprodukte.
- Bodynamics® ist EINFACH. Es funktioniert ohne Kalorientabelle und Pulsmessgerät.
- Und es MACHT SPAß. Sie werden Bodynamics® lieben. Gut essen und gut drauf sein ist das Wichtigste. Das Abnehmen kommt dann von ganz allein.

Alles, was Sie tun müssen, ist: Fangen Sie an – noch heute.

- Bodynamics® ist nur ein anderes Wort für Ihr völlig neues Leben. Träumen Sie nicht mehr davon, der Mensch zu werden, der Sie immer sein wollten – tun Sie's einfach!

Der Bodynamics®-Baukasten für Sie

Suchen Sie sich aus den Bodynamics®-Bausteinen diejenigen heraus, die Ihnen am besten gefallen: Die vollwertige, pikante Küche, das supersimple, sanfte Bewegungstraining, die entspannenden, entschlackenden Bäder und Massagen, das Psychotraining für mehr Power und Selbstvertrauen, das Abnehm- und Verjüngungsprogramm „Hormone selbstgemacht". Vom Zehn-Minuten-Quickie bis zur All-Inclusive-Kur ist alles möglich!

Sind Sie wirklich zu dick?

Oder redet man Ihnen das nur ein? Wege aus dem Schlankheits-Wahn

Möchten Sie gerne so aussehen wie ein Supermodel? Wie Claudia Schiffer oder Kate Moss? Geht leider nicht, denn: Keine Frau der Welt sieht aus wie Kate Moss – nicht einmal Kate Moss.

Die Abbildungen in den Magazinen entsprechen nämlich nicht so ganz der Wahrheit. Die Models sind geschickt geschminkt, werden vorteilhaft ausgeleuchtet und ziehen beim Fotografieren natürlich den Bauch ein. Die meisten Fotos werden nachretuschiert: Alle Falten weg, da die Hüfte schlanker, dort den Speckansatz verschwinden lassen – mit modernen Bildbearbeitungsprogrammen alles kein Problem.

FALLGESCHICHTE

Barbara wird dickgeredet

Barbara, 24, studiert Kommunikationswissenschaften in Stuttgart. Sie hat ausgeprägte weibliche Rundungen, ist aber nicht übergewichtig. Ihr Freund Thomas macht ihr dennoch Vorwürfe.

Interviewer: Sie machen eine Diät?
Barbara: Der Thomas sagt, ich bin zu dick und muss abnehmen.

Sie sind doch gar nicht dick.
Na ja, die Ex-Freundin von Thomas, die war total schlank, das gefiel ihm halt besser. Außerdem hat sein Vater eine Kanzlei, die soll er übernehmen, da braucht er eine Frau, die was hermacht.

Und Sie machen nichts her?
Doch, schon, ich kann mich gut anziehen und gut benehmen und so. Aber eine Dicke nimmt halt keiner ernst, egal, wie man sonst so ist und was man kann.

Und wie klappt es mit der Diät?
Ich hab schon ein bisschen abgenommen, aber das Problem ist, morgens und abends essen der Thomas und ich zusammen, und es nervt ihn, wenn ich immer nur drei Salatblätter esse und auch für ihn nichts mehr koche.

Und wie wollen Sie das lösen?
Abnehmen muss ich jedenfalls, nicht nur wegen Thomas. Ich finde mich ja auch zu dick, wenn man's genau nimmt.

Anm. d. Verf.: *Laut einer Befragung am Institut für Psychologie der Universität Köln sind drei Viertel der deutschen Frauen mit ihrem Aussehen unzufrieden.*

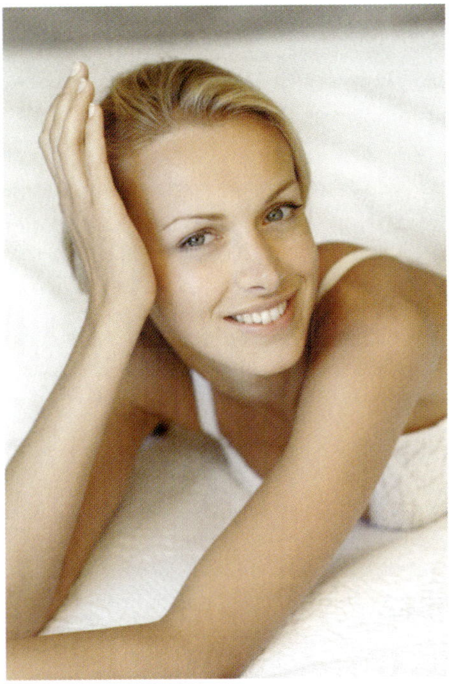

▲ Schönheit ist keine Frage des Gewichts: Es gibt schöne Frauen, die schlank sind …

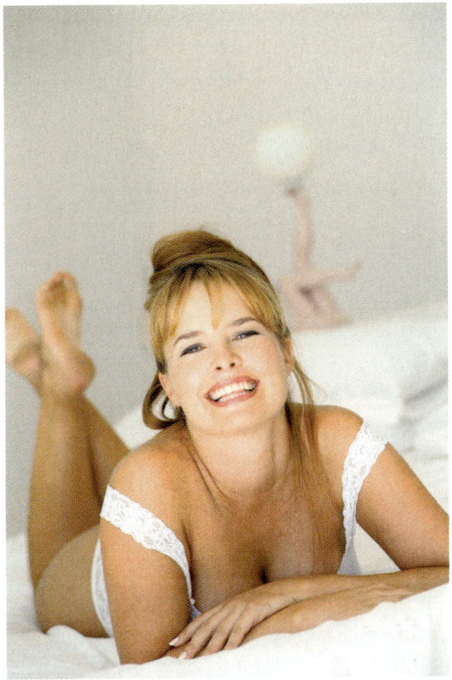

▲ … und es gibt schöne Frauen, die nicht schlank sind!

Unerreichbare Idole: Traumwesen oder Albtraum?

Das Bild idealer Schönheit, wie es in den Medien künstlich hergestellt wird, wird immer unerreichbarer. Der neueste Trick: Es werden von vornherein gar keine echten Menschen mehr abgebildet, sondern im Computer hergestellte Traumwesen. Auch im Kino sieht man immer häufiger – äußerst lebensecht gemachte – Trickfiguren mit Lara-Croft-Oberweite und Wespentaille. Wer so aussehen will, müht sich vergebens ab. Solche Frauen könnten in Wirklichkeit nicht existieren. Jedenfalls nicht lange. Sie würden verhungern – oder beim Versuch, sich die Schuhe zuzubinden, in der Mitte durchbrechen.

- Frauen, die Fitness-Zeitschriften lesen, sind anfälliger für ungesunde Gewichtskontroll-Praktiken. Über 50 Prozent von ihnen nehmen weniger als 1200 Kilokalorien pro Tag zu sich – nur etwa halb so viel, wie eine gesunde Frau essen sollte.

Zwei von drei deutschen Frauen haben bereits Schwierigkeiten mit ihrem Ess-Verhalten. Viele entwickeln in der Folge, nach ungezählten Diät-Experimenten, Verhaltenssstörungen wie Magersucht oder Bulimie (Ess-Brech-Sucht).

- Doch auch die Zahl der Männer, die mit ihrem Äußeren unzufrieden sind und deshalb Essstörungen, Depressionen und andere psychische Leiden entwickeln, nimmt stetig zu.

Nicht einmal Kinder sind sicher: Schon im Alter von sieben Jahren findet sich knapp die Hälfte der Mädchen und mehr als ein Drittel der Jungen zu dick. Jede dritte Schülerin leidet an einer Frühform von Ess-Krankheiten, so das Institut für Psychologie in Jena. „Fatal ist, dass in der Anfangsphase der Gewichtsabnahme alle anderen sich lobend äußern", sagt Birgit Mauler, Leitende Psychologin der auf Essstörungen spezialisierten Christoph-Dornier-Klinik in Münster.

So wehren Sie sich gegen den Schlankheitsterror

1. Verbannen Sie Bücher und Zeitschriften, in denen es nur um Schlank-Sein und übersteigerten Körperkult geht und in denen unseriöse Crash-Diäten angepriesen werden. Dasselbe gilt für Videos, Filme und Fernsehserien.

Auch Werbung ist gefährlich: Der Anblick dünner Models, die Diätprodukte anpreisen, lässt Frauen zur Kalorienbombe greifen, fanden amerikanische Psychologen heraus. Sie zeigten Frauen einen traurigen Film in drei Versionen: Die erste enthielt überhaupt keine Werbung, die zweite Werbung, die nichts mit Diät zu tun hatte, und die dritte Werbung, in der superschlanke Models Diätmittel verkauften. Im Vorführraum befanden sich Schüsseln mit Schoko-Erdnüssen. Ergebnis: Frauen, die Diät-Spots sahen, aßen doppelt so viel von den – reichlich kalorienhaltigen – Knabbereien wie ihre Mit-Testerinnen. Die Forscher vermuten, dass der Anblick der Dünnen die Normalfrau „demoralisiert".

2. Hängen Sie im Bad nur einen kleinen Spiegel auf. Wer den ganzen Körper sehen kann, ist nämlich öfter unzufrieden mit sich. Bei der Figur ist das „ideale Aussehen" noch viel stärker einem stereotypen Schönheitsideal unterworfen als beim Gesicht. Konzentrieren Sie sich auf das, was Sie an sich selbst schön finden!

3. Machen Sie keine Diäten! Untersuchungen belegen: Übergewicht und Störungen des Essverhaltens treten mit umso größerer Wahrscheinlichkeit auf, je häufiger in der Vergangenheit Diät gehalten wurde.

Wie dick sind Sie wirklich?

Aber was ist mit dem gesundheitlichen Aspekt? Dass Übergewicht bei uns ein „schwer wiegendes" Problem ist, kann man schließlich in jeder Zeitung lesen. Die folgende Meldung ist typisch für den Tenor der Berichte: „Die deutsche Adipositas-Gesellschaft schlägt Alarm: ‚Die Hälfte aller Erwachsenen in Deutschland ist zu dick', warnt der Bremer Mediziner Prof. Gerald Klose. Die Folge: Diabetes, Bluthochdruck und Herzinfarkt füllen Praxen und Kliniken. Fettsucht (Adipositas) allein ist für mehr als ein Viertel der Fehlernährungs-Folgekosten, nämlich 20,5 Milliarden Euro pro Jahr, verantwortlich."

- Wo sind all diese vollfetten Deutschen eigentlich? Ist von Ihren Bekannten die Hälfte übergewichtig? Oder wird uns da nur etwas eingeredet? Sind wir möglicherweise klammheimlich „rundgerechnet" worden?

Vor 40 Jahren wurde das Normalgewicht nach der Formel „Körpergröße in Zentimetern minus 100" berechnet. Eine 1,75 Meter große Frau hätte damit 75 Kilogramm auf die Waage gebracht.

Vor 30 Jahren kam das Idealgewicht auf: Körpergröße in Zentimetern minus 100, minus zehn Prozent, also 67,5 kg. Unse-

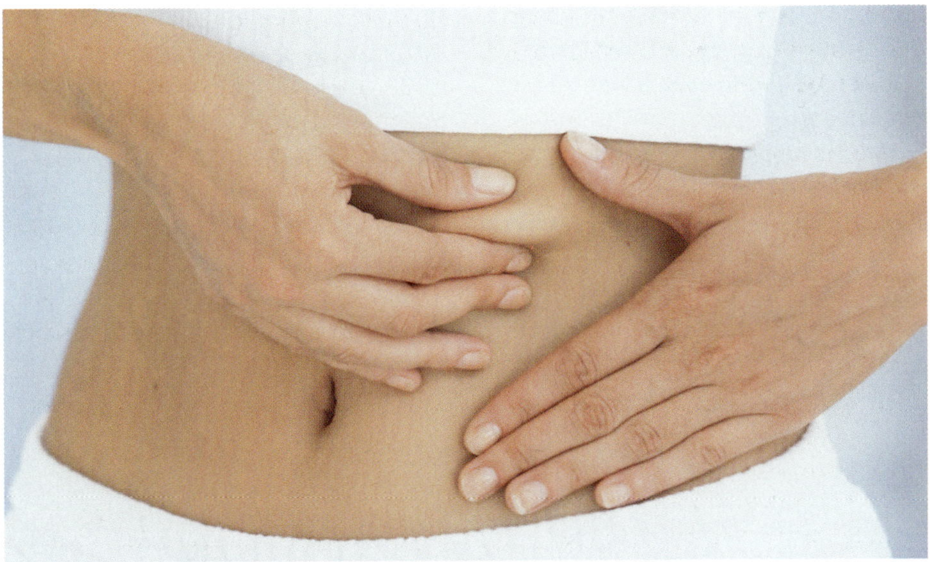

▲ Jedes Gramm Fett wird zum Problem – eine Folge der Medien-Hysterie.

re Beispieldame war plötzlich um 7,5 Kilo zu schwer, um noch „ideal" zu sein.

Vor 20 Jahren brachten amerikanische Lebensversicherer den BMI (Body Mass Index) ins Land, berechnet als „Körpergewicht in Kilogramm geteilt durch das Quadrat der Körpergröße in Metern". Mit einem BMI von 24,5 schrammt Frau Mustermann nunmehr nur noch um ein knappes Pfund am Übergewicht vorbei, das die Weltgesundheitsorganisation bei einem BMI von 25,0 beginnen lässt.

Heute sollte man als Frau, so propagieren es die Medien, einen BMI von 20–22 haben, bei 1,75 m Körpergröße also zwischen 61 und 67 Kilogramm wiegen. Wenn unsere Beispielfrau demnach zwischen 1960 und heute zehn Kilo abgenommen hätte, hätte sie ihren Status als „normal" gerade so eben halten können.

Neben einem tatsächlichen Anstieg des Durchschnittsgewichts wird die Lage künstlich dramatisiert durch eine immer weitere Verschiebung des Normalgewichtes nach unten.

Eine Aussage wie „der ideale BMI beträgt zwischen 20 und 22 kg/m²" ist außerdem viel zu allgemein, denn der Ideal-BMI hängt unter anderem vom Alter und von der Muskelmasse ab.

- Muskeln sind schwerer als Fett, das verzerrt die Messung. Männer, die im Schnitt etwas muskulöser sind als Frauen, dürfen daher generell einen höheren BMI aufweisen.

Überdies haben viele Studien gezeigt, dass in jüngeren Jahren ein niedrigerer BMI eine hohe Lebenserwartung verspricht, mit zunehmendem Alter jedoch ein höherer BMI die Lebenszeit verlängert. Ab dem 70. Lebensjahr, so errechneten Wissenschaftler der Universität Hohenheim, hat ein Mann sogar die höchste Lebenserwartung mit skandalösen 30 kg/m², er dürfte also bei 1,75 m Größe fast 92 Kilo wiegen!

BMI-Werte für Männer und Frauen, nach dem Alter gestaffelt

BMI-Normalwert für Frauen		BMI-Normalwert für Männer	
19–24 Jahre alt	19–24	19–24 Jahre alt	20–25
25–34 Jahre alt	20–25	25–34 Jahre alt	21–26
35–44 Jahre alt	21–26	35–44 Jahre alt	22–27
45–54 Jahre alt	22–27	45–54 Jahre alt	23–28
55–64 Jahre alt	23–28	55–64 Jahre alt	24–29
65 Jahre und älter	24–29	65 Jahre und älter	25–30

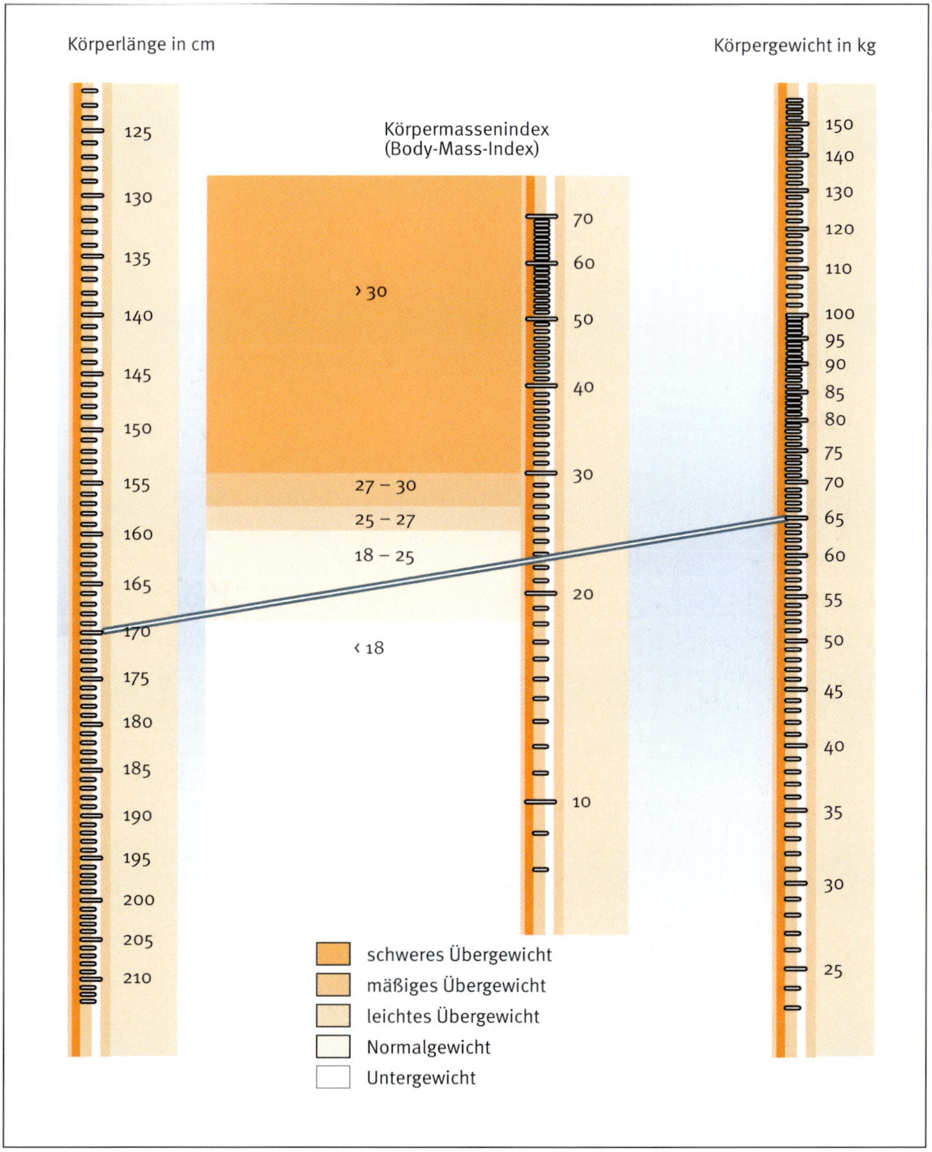

▲ Hier können Sie Ihren BMI (Body Mass Index) direkt ablesen. Verbinden Sie die linke Achse mit der rechten Achse. Die Schnittstelle mit der Achse in der Mitte gibt Ihren BMI an. Beispiel: Bei 176 cm Körpergröße und 65 kg Gewicht ergibt sich ein BMI von 22,5.

Testen Sie Ihr Abnehm-Wissen!

Darüber, wie man schlank wird, sind viele Informationen im Umlauf. Leider sind auch eine Menge „Enten“ dabei. Was haben Sie schon alles gehört? Und was davon ist wahr? Testen Sie Ihr Wissen und spielen Sie mit beim Abnehm-Quiz:

1.	Müssen Sie beim Trainieren ins Schwitzen kommen, um abzunehmen?	☐ ☐	ja nein
2.	Kann man mit Gewichtheben Muskeln aufbauen?	☐ ☐	ja nein
3.	Kann man durch Gewichtheben schlanker werden?	☐ ☐	ja nein
4.	Wer ist schlanker: ein Dauerläufer, der 1,80 Meter groß ist und 70 Kilo wiegt, oder ein Büroarbeiter, der 1,80 Meter groß ist und 70 Kilo wiegt?	☐ ☐ ☐	der Dauerläufer der Büroarbeiter beide gleich
5.	Mit 100 Sit-Ups pro Tag kann das Bauchfett wegtrainiert werden.	☐ ☐	falsch richtig
6.	Mit 100 Sit-Ups pro Tag kann der Bauch flacher aussehen.	☐ ☐	falsch richtig
7.	Reicht Spazierengehen aus, um das Gewicht zu halten?	☐ ☐	ja nein
8.	Was macht schneller schlank: Jeden Tag zwei Stunden flott gehen oder einmal die Woche eine halbe Stunde bergauf rennen?	☐ ☐	einmal rennen täglich gehen
9.	Herr Meier hat sein ganzes Leben lang körperlich hart gearbeitet. Die Waage zeige bei ihm so viel an, sagt er, weil er „schwere Knochen“ habe. Kann das sein?	☐ ☐	ja nein
10.	Frau Müller macht eine Blitzdiät und nimmt in vier Wochen vier Kilo ab. Frau Schmidt geht jeden Tag eine Stunde zu Fuß. Sie nimmt in drei Monaten zwei Kilo ab. Wer hat ein halbes Jahr später noch sein neues Gewicht?	☐ ☐ ☐ ☐	Frau Müller Frau Schmidt beide keine von beiden
11.	Frau Kurz isst viel Salat, aber auch viel Zucker. Frau Berger isst morgens fast nichts, mittags „gutbürgerliches“ Kantinenessen und abends belegte Brote. Wer ist dicker? Beide bewegen sich nur wenig.	☐ ☐ ☐	Frau Kurz Frau Berger beide gleich

Auflösung:

1. Nicht unbedingt. Auch mit mäßiger, nicht schweißtreibender Belastung kann man abnehmen, wenn sie regelmäßig durchgeführt wird. Ob und wie viel Sie schwitzen, ist außerdem individuell verschieden.

2. Ja. Allerdings muss man dazu einen genauen Trainingsplan einhalten.

3. Ja. Muskeln verbrennen Kalorien, sogar im Ruhezustand. Wenn die Muskelmasse zunimmt, aber genauso viel gegessen wird wie zuvor, wird man daher insgesamt schlanker.

4. Der Dauerläufer. Muskeln wiegen mehr als Fett. Bei gleichem Gewicht hat daher der Muskulösere von beiden den geringeren Umfang: Er ist schlanker.

5. Falsch. Fettdepots kann man nur durch „Fatburner"-Training wegbekommen: Bewegung mit geringer Intensität, aber über längere Zeit, z. B. jeden Tag eine Stunde zügig gehen oder nicht zu schnell Rad fahren. Aber auch dann wird das Fett gleichmäßig am ganzen Körper abgebaut, nicht nur am Bauch.

6. Richtig. Rumpfheben kann durchaus einen flacheren Bauch einbringen, wenn nicht Fettpolster die Ursache für den „Überhang" sind, sondern eine erschlaffte Bauchmuskulatur. Stärkere Bauchmuskeln drücken die Eingeweide dann wieder in die richtige Lage.

7. Jein – kommt darauf an, wie lange Sie spazieren gehen. Ab einer Stunde täglich sind Sie (bei normaler Ernährung) auf der sicheren Seite.

8. Täglich gehen. Bei einer kurzen, heftigen Anstrengung verbrennt der Körper hauptsächlich die in Blut und Muskeln gespeicherten, sofort verfügbaren Kohlenhydrate. Die körpereigenen Fettdepots werden erst bei einer länger dauernden Anstrengung angegriffen. Bei täglicher Belastung wird außerdem die Energiebereitstellung verbessert: Ihr Körper gewöhnt sich daran, dass er ständig Energie vorhalten muss. Das ist Stoffwechsel-Tuning vom Feinsten!

9. Richtig ist, dass körperliche Belastung die Knochenbildung anregt; Schwerarbeiter haben daher tatsächlich dichtere, schwerere und härtere Knochen als Büroangestellte.

10. Wahrscheinlich Frau Schmidt. Die kalorienarme Schnelldiät von Frau Müller gaukelt dem Körper vor, eine Hungersnot sei ausgebrochen. Also versucht er, die wenigen Kalorien, die er bekommt, so vollständig wie möglich zu nutzen. Folge: Sobald sie sich nach ihrer Diät wieder „normal" ernährt, nimmt sie schnell zu.

Frau Schmidt hingegen baut Muskelmasse und Kondition auf, was dazu führt, dass ihr Körper ständig mehr Kalorien verbraucht, sogar im Ruhezustand.

11. Wahrscheinlich Frau Berger. Wenn sie morgens nichts isst, hat sie mittags solchen Hunger, dass sie in der Kantine ordentlich zugreift. Und Kantinenessen ist häufig viel zu fett und schwer. Auch Frau Bergers Abendessen hat's in sich: Vier Wurstbrote beispielsweise liefern mehr Kalorien als ein Putenschnitzel mit Soße, Bandnudeln und Tomatensalat!

Dass Frau Kurz viel Zucker isst, ist nicht besonders gut für ihre Zähne, der Linie aber schadet es kaum: Kohlenhydrate in Fett umzuwandeln ist für den Körper so aufwendig, dass fast nichts dabei herauskommt an „Hüftgold". Und Salat ist zweifellos ein hervorragender Schlankmacher.

Dass beide sich nur wenig bewegen, spricht im Übrigen dafür, dass beide nicht besonders schlank sind …

Diät macht dick ...

... und krank oder: Wie gesund ist Schlanksein wirklich?

Die Klage vieler beleibter Zeitgenossen, „Ich nehme schon ein Kilo zu, wenn ich ein Stück Sahnetorte nur anschaue, während andere sich täglich damit voll stopfen und trotzdem dünn bleiben!“, ist durchaus berechtigt.

Es gibt tatsächlich Menschen, die sparsam essen und trotzdem dick oder zumindest mollig bleiben. Durch eine stark kalorienreduzierte Diät kann dieser physiologische Typ nur vorübergehend eine Gewichtsabnahme erzwingen. Sobald er sich wieder normal ernährt, schnellt der Zeiger der Waage nach oben, meist sogar über das Gewicht vor der Diät hinaus. Andere hingegen bleiben scheinbar mühelos schlank.

Schuld daran sind zwei genetisch verankerte Faktoren: Der „Jo-Jo-Effekt“ und der „individuelle Set-Point“.

Woher kommt der Jo-Jo-Effekt?

Der Jo-Jo-Effekt, das Zurückrutschen des Gewichtes nach einer Diät auf die alten Werte oder sogar noch darüber hinaus, ist eine typische Folge von wiederholten Schlankheitsdiäten. Es handelt sich dabei um eine Schutzreaktion des Körpers, entwickelt in Zeiten, als der Mensch häufigen Hungersnöten ausgesetzt war.

In den „guten Zeiten“ zwischen zwei Hungerperioden musste der Körper damals genug Fett ansetzen, um die nächste Dürre, die nächste schlechte Jagdsaison, den nächsten Winter überstehen zu können. Diese Schutzreaktion erfolgt umso schneller und umfassender, je öfter es bereits zu Hungersnöten gekommen ist. Das bedeutet heute: je öfter Sie bereits eine Diät gemacht haben.

- Wer immer wieder stark kalorienreduzierte Schlankheitskuren oder gar „Null-Diät“ macht, traininert seinen Körper darauf, jedes Quäntchen Nahrung in Speicherfett umzubauen. Kurz: Diät macht dick.

Fastenkuren sind daher eine feine Sache für (sowieso rappeldürre) Mönche und Meditationsjünger, die durch Nahrungsentzug in neue spirituelle Höhen aufsteigen wollen. Für Abnehmwillige jedoch sind sie oft der Einstieg in ein Leben als Dauermoppel oder Essgestörter.

Entwässerungskuren sind noch schlimmer: Dem Körper wird Wasser entzogen, das bedeutet, Sie werden regelrecht ausgetrocknet, was sich in ständiger Müdigkeit, Kopfschmerzen, faltiger Haut und stumpfen Haaren bemerkbar macht. Ist die Kur dann zu Ende, lagert Ihr Körper das dringend benötigte Gewebswasser sofort wieder ein.

Genetisch festgelegt: Der individuelle Set-Point

Die Wissenschaft geht davon aus, dass jeder Mensch ein genetisch festgelegtes „Erscheinungsbild“ hat, zu dem auch ein bestimmtes Gewicht gehört, der so genannte Set-Point des Körpergewichts.

Eine Verschiebung des Set-Points, vor allem eine Verschiebung nach unten, in das instinktiv als Gefahrenzone wahrgenommene persönliche Untergewicht, ist nur schwer zu erreichen.

- Vergessen Sie, was Sie über Abnehmen, Kalorienzählen, FdH und so weiter gehört haben. Ein so komplexes System wie den genetisch verankerten physiologischen Typ verändern zu wollen, indem man ausschließlich an der „Ess-Schraube“ dreht, ist so gut wie unmöglich.

Wer seinen persönlichen Set-Point verändern will, muss weit mehr verändern als nur seine Essgewohnheiten. Er muss von einem „Langsam-Verbrenner“ zum „Schnell-Verbrenner“ werden, und das bedeutet, er muss seinen gesamten Stoffwechsel umprogrammieren. Das zustande zu bringen ist das eigentliche Geheimnis von Bodynamics®.

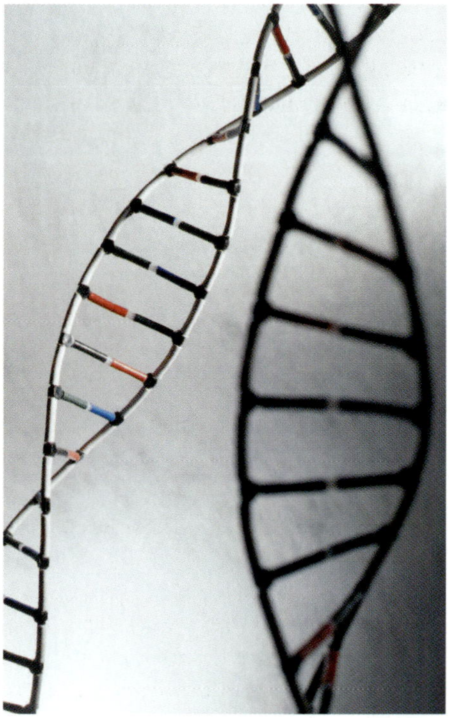

▲ Nur 2-3 Prozent der Übergewichtigen sind aufgrund ihrer Erbanlagen zu dick.

Todesursache: Diät

Eine zusammenfassende Auswertung („Review") von sechs amerikanischen Langzeitstudien ergab „keinerlei Beleg dafür, dass sich die Lebenserwartung von Übergewichtigen durch Gewichtsreduktion verlängert". Ganz im Gegenteil: Eine weitere Analyse von 13 Langzeitstudien ergab, dass die beste Lebenserwartung diejenigen hatten, deren Körpergewicht im Lauf des Lebens langsam, aber stetig anstieg.

- Eine erhöhte Sterblichkeit fand man hingegen bei extrem Übergewichtigen, die auch schon als Jugendliche zu dick waren, und bei Menschen, die im Lauf ihres Lebens drastisch abnahmen, insbesondere wenn sie zwischen Übergewicht und Abnehmen hin- und herpendelten.

Eine erst kürzlich erschienene Langzeitstudie setzt noch eins drauf: Strikte Diät, egal ob sie zum Schaukelgewicht oder zu einer dauerhaften Gewichtsabnahme führt, ist mit einem deutlich erhöhten Krankheitsrisiko, vor allem für Herzinfarkt und Schlaganfall, verbunden. Fazit: Es gibt einen direkten Zusammenhang zwischen Abnehmen und einer kürzeren Lebenserwartung!

Woran das liegt, ist noch ungeklärt. Infrage kommen: Psychostress durch ständige Selbstkasteiung, Mangel an Vitaminen und Spurenelementen, Selbstvergiftung durch Umweltgifte im Speicherfett, die beim Abnehmen freigesetzt werden, Hormondefizit durch Abbau der Fettgewebe, in denen Hormone, vor allem Geschlechtshormone, produziert, reguliert und gespeichert werden, Immunschwäche durch Fettsäuremangel oder toxische Stoffe aus der körpereigenen Proteolyse, dem Abbau von Muskeleiweiß, der bei Diät immer auftritt.

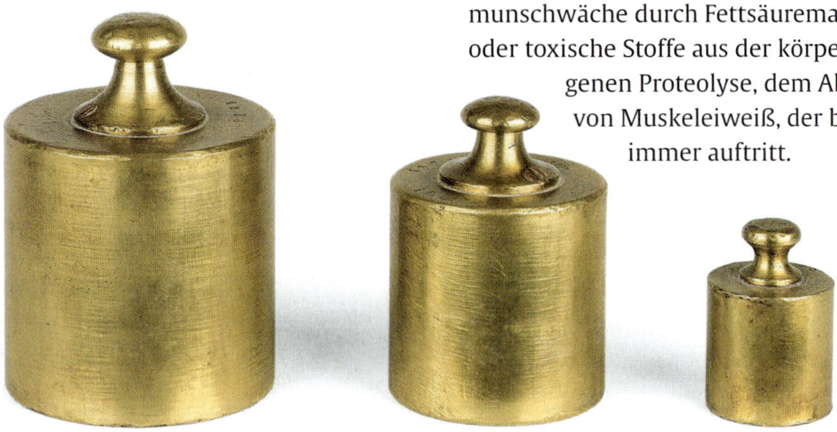

▲ Dass im Lauf des Lebens das Gewicht zunimmt, ist normal – und gesund!

Auch eine Zwillingsstudie aus Finnland zeigt: Hungern ist ungesund. Jaakko Kaprio vom Nationalen Institut für Öffentliche Gesundheit in Finnland hat die Daten aller gleichgeschlechtlichen finnischen Zwillinge (19 993 Zwillingspaare!) untersucht, die vor 1958 in Finnland geboren wurden. Im Jahr 1975 waren 2957 übergewichtig (BMI über 25 kg/m^2) gefragt worden, ob sie beabsichtigen abzunehmen. Bei einer Umfrage 1981 wurde überprüft, ob sie ihre Absicht auch umgesetzt hatten.

Und – waren die Zwillinge, die abgenommen hatten, im Vergleich zu ihren – genetisch gleichen! – Zwillingsgeschwistern gesünder? Die Autoren haben hierzu jetzt die finnischen Sterberegister befragt: Das Gegenteil ist der Fall. Die Dünngehungerten hatten ein um 86 Prozent erhöhtes Sterberisiko. Im Klartext: Wer dick blieb, lebte länger.

Die Erklärung der Wissenschaftler: Hungern reduziert nicht nur das Körperfett, sondern führt auch zu einem Verlust von Nicht-Fettgewebe (lean body mass), was insgesamt die Vitalität des Organismus einschränkt.

- Bodynamics® ist KEINE kalorienreduzierte Diät, sondern eine Methode zur Stoffwechsel-Beschleunigung und Verbesserung der Energiebereitstellung. Dabei wird Speicherfett mobilisiert und verbraucht.

Info

Fünf Fakten gegen das Fasten

1. 90 Prozent aller Diäten führen nicht zu einer dauerhaften Gewichtsreduktion.

2. Sowohl häufiges Ab- und Zunehmen als auch dauerhafter massiver Gewichtsverlust führen zu erhöhtem Krankheitsrisiko und verkürzter Lebenserwartung.

3. Normalgewichtige und leicht Übergewichtige, die eine Schlankheitsdiät machen, vervielfachen ihr Risiko, eine Störung des Essverhaltens zu entwickeln. Bei drei Vierteln der nach offiziellen Angaben fast 20 Millionen schwer übergewichtigen Deutschen war eine Diät die „Einstiegsdroge“ in die Fett-Karriere.

4. Nulldiät oder „Heilfasten“ kann eine positive Wirkung auf Psyche und Immunsystem haben, zur dauernden Gewichtsreduktion ist es jedoch völlig ungeeignet – die meisten nehmen nach einer Fastenkur erst einmal kräftig zu.

5. Hungern macht Sie nicht fit, sondern schwach, schlapp, lustlos und gereizt. Wenn Sie etwas für Ihre Fitness tun wollen, dann brauchen Sie mehr Bewegung, nicht weniger Nahrung!

Dick + dünn = Überleben

Wie ist es eigentlich möglich, dass sich manche Menschen mit Kalorienbomben voll stopfen, ohne zuzunehmen? Fast jeder kennt so einen Typ: Er braucht alle paar Stunden eine deftige Mahlzeit, sonst wird er reizbar und nervös. Nach dem Essen fühlt er sich erfrischt und voller Tatendrang (während andere eher von einem schönen Verdauungsschläfchen träumen).

Solche „Schnellverwerter" können Sie leicht an ihrer hohen „nahrungsinduzierten Thermogenese" erkennen, also daran, dass sie nach dem Essen diverse Kleidungsstücke ablegen, soweit die Etikette das zulässt. Sie setzen die mit der Nahrung zugeführten Kalorien sofort in körpereigene Energie und damit zunächst in Wärme um.

Der entgegengesetzte Typus hingegen, der „Langsamverwerter", setzt Nahrung vorrangig in Speicherfett um. Anders ausgedrückt: Der Schnellverwerter gibt Energie genauso schnell aus, wie er sie einnimmt, lebt also „von der Hand in den Mund", der Langsamverwerter hingegen lagert einen Teil der Kalorien „für schlechte Zeiten" ein.

Erst das Zusammenspiel dieser beiden physiologischen Typen sicherte das Überleben der Spezies Mensch in einer feindlichen Umwelt: An Zeiten von Not und Hunger sind Schnellverwerter schlecht angepasst. Ohne ständige Nahrungszufuhr halten sie nicht lange durch. Ein paar aufeinander folgene Dürreperioden hätten die Menschheit ausgerottet, wenn es nicht die Langsamverwerter gegeben hätte, die dank ihres sparsameren Stoffwechsels und ihrer größeren Vorräte an Speicherfett diese Hungerzeiten überlebten.

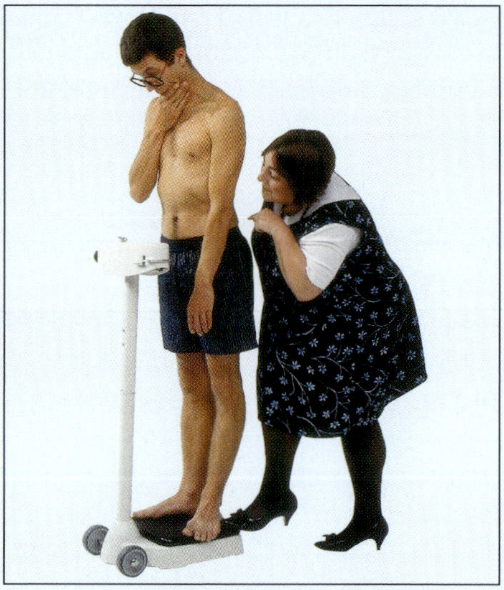

▲ Es kann nicht nur Dünne geben – und das wäre auch gar nicht erstrebenswert!

Dass unsere heutige Welt den Schnellverwerter, der „teuer im Unterhalt" ist, bevorzugt, liegt daran, dass bei uns Nahrung im Überfluss vorhanden ist. Die Durchhaltefähigkeiten des Langsamverwerters sind momentan nicht gefragt. Es ist aber wichtig, sich vor Augen zu halten, dass der Dicke nicht „krank" oder „abnorm" ist. Er ist der notwendige Gegenpart zum Dünnen. Eine natürliche Menschenpopulation besteht immer aus Dicken und Dünnen, und in jeder Generation muss es Dicke geben, um das Überleben der Art zu sichern.

Sind Sie Kapha? Der Ayurveda-Test

Im Ayurveda, der jahrtausendealten indischen Gesundheitslehre, gibt es drei verschiedeneStoffwechsel-Typen: Vata, Pitta und Kapha. Vata und Pitta sind eher „Schnellverwerter" (siehe Seite 24); Kapha entspricht dem „Langsamverwerter". Machen Sie den Test: Sind Sie ein „Kapha-Typ"? Bewerten Sie bitte auf einer Skala von 0 bis 4, wie gut die Test- Aussagen auf Sie zutreffen, und zählen Sie dann die Punkte zusammen.

0 = trifft überhaupt nicht zu
1 = trifft kaum/selten zu
2 = trifft gelegentlich zu
3 = trifft meistens zu
4 = trifft immer zu/ist typisch für mich

Ich neige zu Übergewicht und tue mich schwer abzunehmen.	0	1	2	3	4
Mein Körperbau ist schwer, kräftig und stabil.	0	1	2	3	4
Nach dem Essen fühle ich mich müde und schläfrig.	0	1	2	3	4
Meine Haut ist weich, blass, glatt und fettig.	0	1	2	3	4
Ich habe dichtes, volles, dunkles Haar.	0	1	2	3	4
Ich esse eigentlich gern und genieße gutes Essen.	0	1	2	3	4
Ich schlafe tief und lange.	0	1	2	3	4
Kaltes, feuchtes Wetter, Nässe und Nebel mag ich nicht.	0	1	2	3	4
Ich esse langsam und mit Bedacht.	0	1	2	3	4
Ich muss mich oft räuspern oder fühle mich verschleimt.	0	1	2	3	4
Ich komme nur langsam „auf Touren" und mag keine Hektik.	0	1	2	3	4
Ich bin oft schwermütig, traurig oder sentimental.	0	1	2	3	4
Ich lerne langsam, habe aber ein sehr gutes Gedächtnis.	0	1	2	3	4
Meine Sprechweise ist ruhig und wohl überlegt.	0	1	2	3	4
Ich bin von Natur aus heiter, sanftmütig und liebevoll.	0	1	2	3	4
Feste Gewohnheiten gehören unbedingt zu meinem Tagesablauf.	0	1	2	3	4
In der Arbeit bin ich zuverlässig und berechenbar.	0	1	2	3	4
Ich bleibe fast immer ruhig und gerate nur selten aus der Fassung.	0	1	2	3	4
Morgens komme ich nur schwer aus dem Bett.	0	1	2	3	4

Auswertung: Je mehr Punkte, um so deutlicher ist Ihr „Kapha" ausgeprägt. Ab 35 Punkten sind die Ayurveda-Tipps in den folgenden Kapiteln von besonderem Nutzen für Sie!

Die Menge macht's nicht

Entscheidend ist nicht, wie viel man tankt. Sondern, wie weit man fährt

Jahrzehntelang ist den Dicken unterstellt worden: „Sie essen einfach zu viel!“ Und wenn die Angegriffenen sich auch noch so oft gegen diese Unterstellungen gewehrt haben, am Ende blieb doch immer der Verdacht, dass sie sich nachts heimlich zum Kühlschrank schleichen und ihn leerfressen.

So bekam Dicksein mit der Zeit zum Vorwurf der Hässlichkeit noch einen geradezu moralisch abwertenden Beigeschmack hinzu: Dicke haben keine Selbstbeherrschung, und sie lügen auch noch wie gedruckt.

- Wir leben in einer dickenfeindlichen Umgebung. Normalgewichtige sind nicht nur leichter, sie haben's auch leichter.

Schlanksein gilt als Zeichen von Leistungs- und Konkurrenzfähigkeit nach dem Motto: „Ich hab mein Gewicht im Griff, also hab ich auch mein Leben im Griff“.

HINTERGRUND

Sitzen und fasten: Der Einstieg ins Diät-Karussell

Weibliche Teenager nehmen weniger als die Hälfte der Kalorien zu sich im Vergleich zu gleichaltrigen Jungen, sind aber trotzdem dicker.

Das stellte sich jetzt in einer groß angelegten Studie des Pariser Sodexho Research Institute heraus, für die 5,7 Millionen Daten aus rund 400 Forschungsarbeiten neu ausgewertet wurden. Offenbar sitzen die eher häuslich orientierten Mädchen zu viel im Zimmer, statt sich zu bewegen.

Die Diätspezialistin Maureen Strong erklärte in einem Interview des britischen Rundfunksenders BBC, dass die geringen Mengen an Kalorien, die Mädchen zu sich nehmen, als besorgniserregend eingestuft werden müssten. Verantwortlich sei eine bewusste Kontrolle des Essverhaltens, um das angestrebte Idealgewicht zu erreichen.

Aktuelle Forschungsergebnisse weisen darauf hin, dass Jungen ihre Ernährung besser mit körperlichen Aktivitäten und physiologischen Notwendigkeiten abstimmen. „Mädchen sollten ermutigt werden, mehr zu essen und gleichzeitig körperlich aktiver zu werden“, rät die Expertin.

Übergewicht durch Stoffwechsel-Bremse

Zumindest mit dem Bild vom haltlosen, undisziplinierten Fresssack macht die Wissenschaft jetzt Schluss: In mehreren Studien hat sich herausgestellt, dass sogar schwer Übergewichtige meist weniger essen als vergleichbare Normalgewichtige. Der Stoffwechsel von Dicken arbeitet offenbar anders – vor allem langsamer, Sie produzieren weniger Wärme und das sympathische Nervensystem ist weniger aktiv. (Dieses Nervensystem ist nicht etwa besonders freundlich, sondern für alle Formen der körperlichen und seelischen Erregung zuständig).

- Das erklärt den Erfolg von Schlankheitsmitteln, die den Sympathikus anregen. Die meisten werden jedoch wieder vom Markt genommen, weil sie unkontrollierbares Herzrasen, Mundtrockenheit, Panikattacken und andere gesundheitlich bedenkliche Nebenwirkungen hervorrufen.

Eine etwas makabre, aber schon lange bekannte und medizinisch gut untersuchte Tatsache untermauert ebenfalls die „Sympathikus-Bremsen"-Theorie: Rauschgiftabhängige, die stark stoffwechselanregende Drogen wie Kokain und Amphetamine nehmen, sind grundsätzlich klapperdürr. Deshalb gibt es auch immer wieder Rauschgiftskandale in den Kreisen der Supermodels.

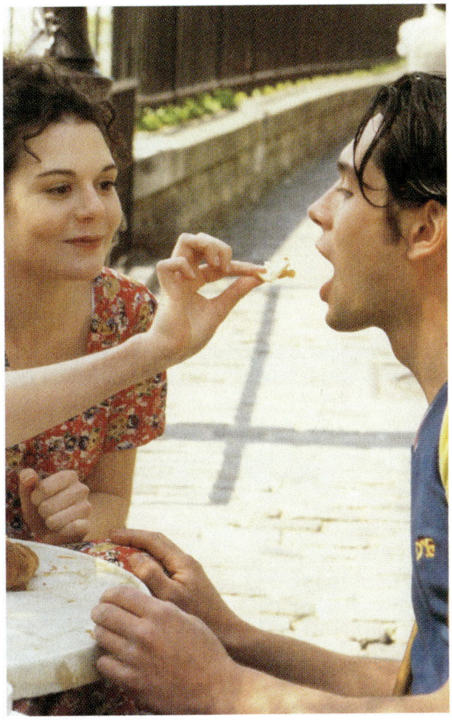

▲ Männer ernähren sich im Schnitt gesünder. Wer hätte das gedacht...

Die Einnahme von Rauschmitteln zum Abnehmen ist nun ganz gewiss keine empfehlenswerte Methode. Aber sie zeigt, welche Folgen eine starke Ankurbelung des Stoffwechsels hat: gesteigerte körperliche und geistige Aktivität, das Gefühl, äußerst leistungsfähig zu sein, und – starke Gewichtsabnahme!

- Zum Glück lässt sich mit Bodynamics® der Stoffwechsel auch auf ganz natürliche Weise anregen, und DAS ist auch noch gesund!

Essen, ohne zuzunehmen

Lebensmittel, die mehr Kalorien verbrauchen, als sie liefern

„Wichtig ist nur die Gesamtmenge der Kalorien, die Sie zu sich nehmen", heißt es immer wieder. „Wo diese Kalorien herkommen, ist letztlich egal." Richtig? – Falsch!

Haben Sie schon mal ein übergewichtiges Pferd gesehen? Unter normalen Umständen (ohne Zufütterung von Kraftfutter und Hormonen) so gut wie unmöglich, denn: Von Gras wird keiner fett. Obwohl es in seinem Tonnenbauch ein umfängliches und sehr effizientes Verdauungssystem beherbergt, schafft es das Pferd einfach nicht, aus Gras genug Kalorien zu entnehmen, um dick zu wer-

FALLGESCHICHTE

Erikas erfolglose Ess-Bremse

Erika versucht schon seit mehr als zehn Jahren abzunehmen. Sie machte regelmäßig zwei Mal pro Jahr vier Wochen lang eine kalorienreduzierte Diät – und wiegt nun 23 Kilo mehr!

Ernährungsberaterin: Was essen Sie denn so während Ihrer Diät?
So gut wie nichts!

Ich meine, was für Lebensmittel?
Na ja, dasselbe, was ich sonst auch esse, eben weniger davon.

ALLES, was Sie sonst auch essen?
Vor allem esse ich das, was ich am liebsten mag. Sonst könnte ich mir ja gleich die Kugel geben. So wenig essen, und dann auch noch irgendwelches Grünzeugs, nein, danke!

Und was essen Sie am liebsten?
Schokolade und Kuchen und ... ich weiß, das hört sich jetzt furchtbar an und gar nicht wie Diät, aber ich esse doch nur ein paar Bissen davon!

Sind Sie denn danach satt?
Erika schaut die Beraterin an, als hätte die überhaupt nichts kapiert.
Natürlich nicht! Wie soll man denn von so einem bisschen satt werden?

Entschuldigen Sie, aber Sie werden nicht satt, und schlanker werden Sie auch nicht von diesen Diäten. Warum machen Sie das?
Was soll ich denn sonst machen? Ich muss doch irgendwas tun! Wenn ich das nicht machen würde, hätte ich bestimmt noch viel mehr zugelegt!

den – auch dann nicht, wenn es jeden Tag grast, bis es satt ist. Übergewichtige Katzen hingegen können Sie bei jedem Tierarzt im Dutzend antreffen.

Diese Unterschiede haben ihren Grund hauptsächlich in der unterschiedlichen Ernährung: Katzenfutter enthält viele Kalorien und ist leicht verdaulich, Gras enthält wenige Kalorien und ist schwer verdaulich.

Höchst positiv: Negativ-Kalorien

Der Mensch hat, als Alles-Esser, eine weit weniger effiziente Verdauung als ein Pferd. Aus Gras, beispielsweise, kann er so gut wie keine Kalorien gewinnen. Er versucht es aber – Ihr Verdauungssystem muss alles, was Sie essen, in eine Form bringen, in der Sie es zumindest loswerden können. Dieser Vorgang verbraucht Kalorien, das Gras liefert aber keine: So entstand der Begriff „negative Kalorien".

Sie essen kein Gras? Aber andere Nahrungsmittel mit viel Ballaststoffen: Salat, Gemüse, Obst, Hülsenfrüchte, Vollkorngetreide. An denen schuftet sich das Verdauungssystem – unter hohem Kalorieneinsatz – vergeblich ab. Einen Teil der Kalorien, die von Pilzen oder Artischocken geliefert werden, können Sie also gleich abziehen: Sie werden für die Verdauung selbst sofort verbraucht.

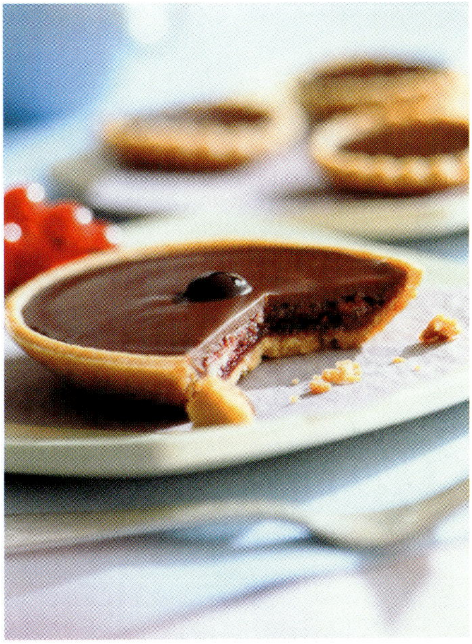

▲ Tatort Sahnetörtchen: Leicht verdaulich, viele Kalorien – der perfekte Dickmacher.

Ganz anders liegt der Fall bei einem Stück Sahnetorte: Sie besteht zu 100 Prozent aus Substanzen, die Sie vollständig verwerten können; der Verdauungsaufwand ist vergleichsweise minimal. Mit anderen Worten: Es ist nicht egal, ob Sie 100 Gramm Sahnetorte essen, ein Pfund Erbsengemüse oder zweieinhalb Kilo Feldsalat – obwohl alle drei dieselbe Menge an Kalorien (365 kcal) enthalten.

Würden Sie den Salat nur mit Salz, Pfeffer und Zitronensaft zubereiten, dann hätten Sie am Ende des Verdauungsvorgangs nicht über 300 Kalorien mehr

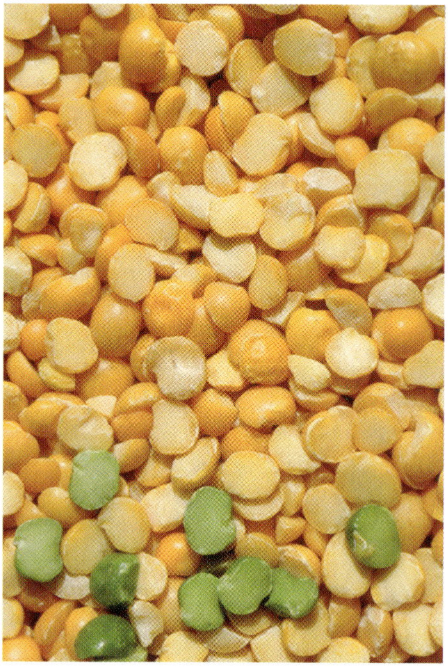

▲ Bei Linsen werden viel Kalorien ausgeglichen durch viel Ballaststoffe.

gespeichert, sondern im Gegenteil noch kräftig Kalorien aus Ihren Fettdepots „draufgezahlt".

Das ist der Grund dafür, dass das „Survival Manual", die Überlebensbibel der US Air Force, gestrandeten oder versprengten Flugzeugbesatzungen rät, bei Aussicht auf Rettung in absehbarer Zeit lieber gar nichts zu essen als „verdauungsintensive" Nahrungsmittel wie wilde Pflanzen (außer wenn sie sehr stärkehaltig sind) oder mageres Wild und mageren Fisch.

Warum Kalorientabellen nicht beim Abnehmen helfen

Kalorientabellen listen den Kaloriengehalt auf, der mithilfe eines „Bombenkalorimeters" errechnet wird (mehr dazu auf der nächsten Seite). Das ist aber keineswegs der Kaloriengehalt, der letztlich in Ihrem Körper ankommt.

- Laut Kalorientabelle haben 100 Gramm Linsen und 100 Gramm Leberpastete dieselbe Kalorienmenge (314 kcal). Für Sie als demnächst Schlanke ist das aber eine bestenfalls uninteressante, schlimmstenfalls eine völlig irreführende Information. Das merken Sie spätestens, wenn Sie sich mal eine Woche lang nur von Linsen oder nur von Leberpastete ernährt haben.

Was sagt Ihnen Ihr gesunder Instinkt? Richtig, das kommt ganz und gar nicht auf dasselbe heraus. Linsen haben einen hohen Ballaststoffgehalt, der beim Verdauen (oder dem Versuch dazu) bewirkt, dass ein Großteil der Kalorien gleich sinnlos verpulvert wird. Die Kalorien aus der ballaststofffreien, leicht verdaulichen Leberpastete hingegen landen vollständig in Ihrem Körper. Und damit auf Ihren Hüften.

Es sei denn, Sie verbrauchen sie sofort für etwas anderes. Dann können Sie sogar fette Sachen essen (in Maßen) und trotzdem schlank werden! (Mehr dazu im Kapitel „Bewegung ins Leben bringen"!)

Wie kommt die Kalorie ins Essen?

Die meisten kennen das Wort „Kalorie“ nur im Zusammenhang mit „Sachertorte“ und „Finger weg!“. Physikalisch gesehen ist die Kalorie aber eine ganz harmlose Maßeinheit: Eine Kalorie ist die Menge Energie, die nötig ist, um ein Gramm Wasser um ein Grad Celsius zu erwärmen. Oder umgekehrt: Wenn sich etwas um soundsoviel Grad erwärmt, kann man daraus berechnen, wie viele Kalorien diese Erwärmung verbraucht hat.

Das nutzt man, um den „Energie-Inhalt“ von Stoffen zu messen: Wenn ich etwas vollständig verbrenne, welche Wärmemenge – in Kalorien ausgedrückt – wird dann freigesetzt? In der Praxis wird dazu ein „Bombenkalorimeter“ benutzt. Das ist ein fest verschlossenes Stahlgefäß, in dem unter hohem Druck eine genau abgewogene Menge eines Nahrungsmittels in reinem Sauerstoff vollständig verbrannt wird. Das Gefäß ist in ein Wasserbad getaucht. Das Wasser erwärmt sich, diese Erwärmung wird gemessen und in Kalorien umgerechnet. Als Ergebnis erhält man den „physikalischen Brennwert“ des Nahrungsmittels.

Isst ein Mensch dieses Nahrungsmittel, dann kann von „vollständiger Verbrennung“ nicht die Rede sein, sonst müssten Sie nie aufs Klo. Der gewissenhafte Forscher verbrennt also auch die Exkremente, zieht deren Brennwert vom physikalischen Brennwert der Nahrungsmittel ab und erhält so den „physiologischen Brennwert“. Die Kalorienangaben zu Nahrungsmitteln geben immer den physiologischen Brennwert an. Sie werden meist theoretisch berechnet, indem der Gehalt an Fett, Eiweißen (Proteinen) und Kohlenhydraten bestimmt und deren durchschnittlicher Kaloriengehalt zusammengezählt wird. Für diese Durchschnittswerte nimmt man an, dass 1 Gramm Fett ca. 9,3 Kilokalorien (kcal) enthält, 1 Gramm Eiweiß 4,2 kcal und 1 Gramm Kohlenhydrate 4,1 kcal.

Die Rechnung scheint ganz einfach: So viel habe ich reingetan, so viel kam raus, der Rest muss noch irgendwo da drin sein. Die Frage ist nur: Was macht der Körper jetzt mit den Kalorien? Verprasst er sie sofort oder legt er sie auf die hohe Kante, sprich, ins Fettdepot? Mehr dazu im nächsten Kapitel!

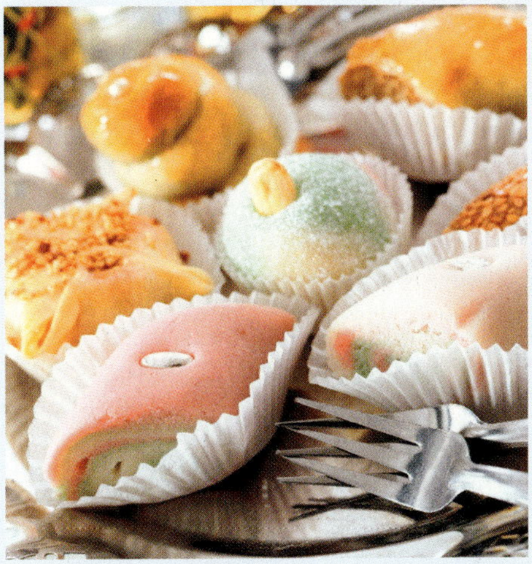

▲ Was ist das eigentlich, eine Kalorie? Und warum macht sie dick?

Wie viele Kalorien brauchen Sie?

Richtig essen + mehr verbrennen = abnehmen

Wo die Kalorien herkommen, wissen Sie ja nun. Jetzt wollen wir uns mal ansehen, wo sie hingehen. Der Mensch verbraucht Energie. Jeder Atemzug, den Sie tun, jeder Herzschlag verbraucht Energie. Was Sie verbrauchen, wenn nur die körperlichen Grundfunktionen aufrechterhalten werden, nennt man den Grundumsatz. Das ist annäherungsweise der Energieumsatz im Schlaf, vorausgesetzt, man schläft ruhig (lebhaftes Träumen und Hin-und-her-Wälzen im Bett kostet bereits zusätzlich Kalorien).

FALLGESCHICHTE

Der angeblich abgeschlaffte Andreas

Andreas, ein jugendlicher Zwei-Zentner-Hüne, möchte eigentlich gern in einen Fitnessclub gehen. Sein Arzt hält das für eine hervorragende Idee. Aber Andreas hat Hemmungen.

Arzt: Andreas, warum trauen Sie sich nicht, in den Club zu gehen?
Hey, die ziehen sich da nackt aus!

Zum Umziehen?
Egal, wo! Das bring ich nicht! Außerdem muss man da zusammen mit Tausenden von Mädchen trainieren!

Wieso stört Sie das?
Na ja, ich bin momentan nicht so fit … Was, wenn sogar die fitter sind als ich?!

Sie scheinen nicht viel Zutrauen in Ihre Fähigkeiten zu haben.
Ach, ist doch immer dasselbe. War in der Schule schon so. Keiner will einen in der Mannschaft haben, jeder denkt: „Der bringt's nicht, der Fettsack."

Sie müssen ja auch mehr Gewicht mitschleppen.
Da, geht schon wieder los!

Nein, ich meine, Sie müssen eine viel höhere Leistung erbringen, um dieselbe Strecke in derselben Zeit zurückzulegen wie ein Dünner.
Andreas schaut fragend drein.

Wenn Sie anfangen würden zu trainieren, dann könnten Sie in kürzerer Zeit damit mehr erreichen als jemand, der bereits schlank ist.

Echt?

Echt.

Er wird berechnet nach der Formel
Grundumsatz in kcal = 8,7 [kcal/kg] × Körpergewicht [kg] + 829 [kcal]

Was Sie tagsüber tun, ist meist energieaufwändiger, dadurch ergibt sich der Leistungs- oder Arbeitsumsatz. Der Grundumsatz wird dann mit bestimmten Leistungsfaktoren multipliziert, je nachdem, wie anstrengend der Tagesablauf ist:

× 1,4 bei sitzender Tätigkeit,
× 1,7 bei leichterr körperlicher Arbeit,
× 2,0 bei schwerer körperlicher Arbeit oder bei mindestens viermal pro Woche Ausdauertraining, wobei insgesamt mindestens 1500 kcal durch das Training „direkt" verbrannt werden müssen.

- Klingt kompliziert? Am Beispiel sieht man's besser: Tina wiegt 65 Kilo und arbeitet als PR-Agentin. Sie sitzt viel hinterm Schreibtisch und im Auto, wird also als „überwiegend sitzend" eingestuft. Sie verbrennt pro Tag durchschnittlich:
  Grundumsatz = (8,7 × 65) + 829 = 565,5 + 829 = 1394,5 kcal multipliziert mit dem Leistungsumsatz-Faktor 1,4 = 1952,3 kcal.
  Wenn Tina also nach ihrem Arbeitstag ermattet aufs Sofa sinkt und gar nichts mehr macht, kann sie pro Tag etwa 2000 kcal essen, ohne dicker zu werden (vorausgesetzt, ihr Stoffwechsel arbeitet normal).

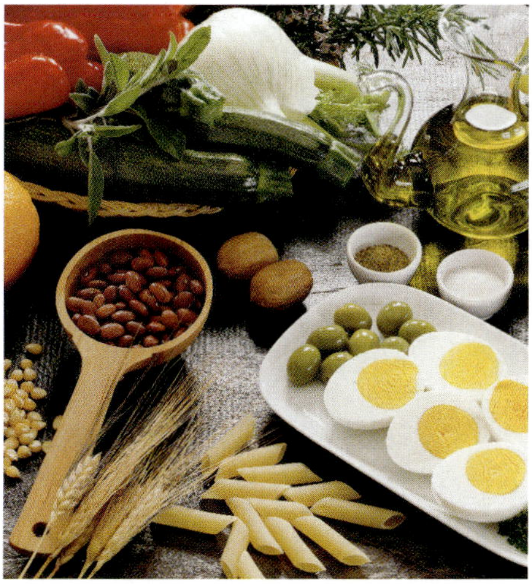

▲ So ein Glück: Viele Nahrungsmittel sind gesund und machen satt – aber nicht dick!

Satt essen und schlank werden

„2000 kcal" hört sich ein wenig abstrakt an, deshalb stellen wir Tina mal ein typisches Tagesmenü zusammen: Sie isst morgens zwei Eier im Glas mit zwei Butterbroten, 100 g Limburger Käse (nicht kalorienreduziert) und 200 g Gurkensalat, vormittags 200 g frische Ananaswürfel mit Ingwer und Honig, mittags einen halben Liter Gemüsebrühe, dann ein großes (200 g) Stück Schweinefilet mit 200 g gekochten Kartoffeln und 200 g gekochtem Blumenkohl, dazu einen Salat aus 200 g Tomaten, 200 g Paprika und 50 g Zwiebeln, angemacht mit Essig und Öl, nachmittags zum Kaffee ein Stück (100 g) Apfelkuchen und abends zwei Butterbrote, 200 g Räucherforelle und 200 g Chicoree.

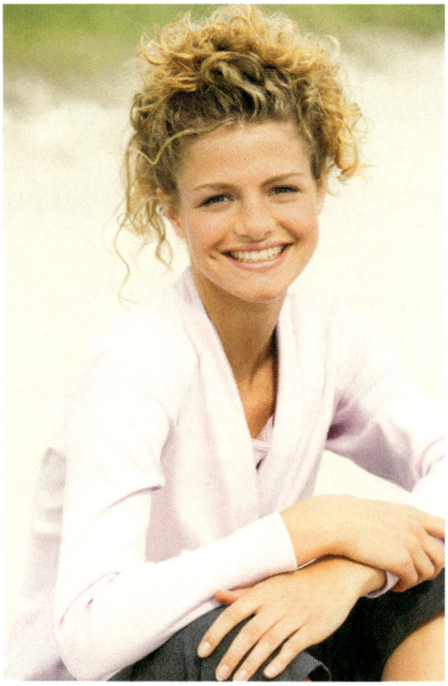

▲ Wer Bescheid weiß, kann sich jeden Tag satt essen, und dennoch schlank sein.

Das macht ziemlich genau 2000 kcal, zweieinhalb Kilo Nahrungsmittel und total satt. Man kann nur hoffen, dass Tina sich schon immer normal ernährt hat (ohne „Diät"), sonst schafft ihr Verdauungssystem diese Mengen gar nicht.

Spazieren gehen und schlemmen

Wenn Tina allerdings – nach der ganzen Herumsitzerei – einen körperlichen Ausgleich braucht und abends noch anderthalb Stunden flott spazieren geht, verbraucht sie dabei pro Tag 300 kcal zusätzlich, in der Woche also 2100 kcal in „direkter" Verbrennung. Damit beträgt ihr Leistungsumsatz-Faktor nicht mehr 1,4, sondern 2,0 (warum das so ist, können Sie im Kapitel „Abnehmen im Schlaf" nachlesen). Sie kann dann 1395,5 (Grundumsatz) x 2,0 (Leistungsumsatz-Faktor) = 2791 kcal pro Tag zu sich nehmen, ohne ihre schlanke Linie zu gefährden. Das heißt, sie könnte, zusätzlich zu den oben angeführten Nahrungsmitteln, noch eine vollständige Mahlzeit extra zu sich nehmen, zum Beispiel eine Portion (200 g) Ente (MIT knuspriger Haut), „chinesisch", also mit Bambussprossen, Zwiebeln, Paprika und gekochtem Reis (150 g).

- Danach kann Tina nicht mehr „papp" sagen und geht satt und hoch zufrieden ins Bett. Sie war allerdings auch schlau genug, ihr Kalorien-Konto nicht auf eine Tüte (200 g) Schoko-Waffeln, einen Teller (250 g) Geflügelcremesuppe, zwei Brote mit Griebenschmalz und ein paar (100 g) Plätzchen zu verschwenden, das macht nämlich 2850 kcal. Und danach hat man Hunger.

Sie denken jetzt vielleicht: „Na gut, diese Tina hat Normalgewicht. Wenn man übergewichtig ist, sieht die Sache doch ganz anders aus." Recht haben Sie! Die Sache sieht nämlich viel besser aus. Nehmen wir zum Beispiel Andreas, den jungen Mann aus der Fallgeschichte auf

der ersten Seite dieses Kapitels. Andreas ist 1,86 m groß und wiegt 96 kg; sein BMI beträgt demnach
96 : (1,86 × 1,86) = 27,7.

- Mit diesem BMI würde er von einer amerikanischen Lebensversicherung (für die der BMI ursprünglich entwickelt wurde) noch nicht einmal als „bad risk" eingestuft: BMI 27,7 ist beim besten Willen nicht schlank – medizinisch bedeutsam ist es aber auch nicht.

Abnehmen leicht gemacht

Andreas hat einen Grundumsatz von (8,7 [kcal/kg] × 96 [kg] + 829 [kcal] = 1664,2 kcal. Bei seiner überwiegend sitzenden Tätigkeit (Andreas macht eine Lehre als Bankkaufmann) dürfte er also essen: 1664,2 × 1,4 = 2330 kcal – und damit deutlich mehr als Tina.

Würde Andreas das gleiche „Fitnessprogramm" absolvieren wie Tina, nämlich jeden Abend noch ein paar Runden zu Fuß gehen, dann würde er damit in der Woche nicht 2100 kcal, sondern volle 3297 kcal verbrauchen. Warum? Weil Tina nur 65 Kilo mitschleppt, Andreas aber fast zwei Zentner – natürlich verbraucht er da mehr Kalorien! Er läge damit deutlich über der „magischen Grenze" und dürfte pro Tag (1664,2 × 2 =) 3328 kcal zu sich nehmen, ohne dicker zu werden.

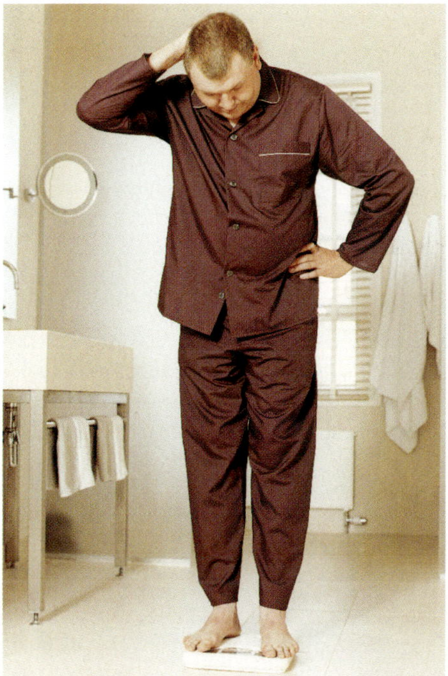

▲ Dick wird man nicht, weil man viel isst, sondern weil man das Falsche isst!

Wenn Andreas sich dabei so ernährte wie in dem Ernährungs-Tagesplan für Tina (siehe Seite 33) dargestellt, nähme er sogar ab. Und es kostete ihn nichts – keinen Fitnessclub, keine Hungerqualen. Alles, was er tun müsste: Sich jeden Tag mit guten Sachen satt essen und ein bisschen spazieren gehen. Mehr wäre nicht nötig.

Abnehmen muss einfach sein und Spaß machen – sonst hält es keiner lange durch. Zum Glück haben SIE ja jetzt Bodynamics®!

Dicke haben mehr vom Training

Wer beim Joggen schnell aus der Puste kommt, weil er zu viel Gewicht mit sich herumträgt, kann sich trösten: Den eigenen Körper zu schleppen ist auch Training – und nicht das schlechteste!

Das Vorurteil, dass Dicke „für den Sport einfach nicht geschaffen sind“, hält sich hartnäckig. Dabei stimmt das gar nicht. Würde man nämlich einem 70-Kilo-Mann die 30 Kilo, die ein Zwei-Zentner-Mann an Körpermasse mehr mit sich herumschleppt, als Rucksack aufbürden, käme er nämlich auch nicht mehr vom Fleck.

Bei allen Sportarten, bei denen man den eigenen Körper mittragen muss (Wandern, Laufen, Joggen, Gymnastik, Squash und viele andere), werden umso mehr Kalorien verbraucht, je schwerer man ist (siehe Tabelle). Ein Dicker trainiert also sogar effizienter als ein Dünner, der sich Zusatzgewichte um Arme und Beine binden muss, um dieselbe Wirkung zu erzielen!

Tätigkeit	Kalorienverbrauch pro Stunde bei 65 kg Körpergewicht	bei 95 kg Körpergewicht
Aerobic (mittelschnell)	412	612
Basketball	489	879
Bergwandern (mit 10 kg Gepäck)	392	576
Fußball (Training)	516	760
Gymnastik (klassisch)	352	520
Inline-Skating	468	693
Joggen (bei 8 km/Stunde)	532	784
Joggen (bei 12 km/Stunde)	811	1203
Radfahren (bei 25 km/Stunde)	666	984
Rudern	560	828
Schwimmen (zügig)	608	900
Skifahren (Abfahrt)	352	520
Skilanglauf	608	900
Squash	788	1164
Tanzen (Paartanz, klassisch)	476	704
Walking	428	632

Je langsamer, desto besser: Abnehmen braucht Zeit

Dass Abnehmen den Gesundheitszustand von Übergewichtigen verbessert, wird von den meisten Ärzten und Ratgebern als selbstverständlich hingestellt. Eine groß angelegte Untersuchung der Universität Tel Aviv allerdings ergab das Gegenteil. Fünf Jahre lang wurden Gewicht, Befinden und Laborwerte von 9228 Männern zwischen 40 und 65 Jahren ausgewertet. Ein Viertel von ihnen war auf Diät. Eine zweite Untersuchung nach 18 Jahren (ein Drittel der Männer war inzwischen verstorben), ließ die Ärzte stutzen: Wer über fünf Kilo abgespeckt hatte, wies ein dramatisch höheres Sterberisiko auf als diejenigen, die ihr Gewicht konstant gehalten hatten. Dabei war es egal, ob die Testperson bei Studienbeginn normal, unter- oder übergewichtig gewesen waren.

- Ungesund sind aber offenbar nur Gewaltkuren, allen voran die „Nulldiät". Wer hingegen mit optimaler Ernährung die Pfunde langsam und stetig zum Schmelzen bringt, ist besser dran als vorher – nicht nur optisch, sondern auch gesundheitlich.

Sie werden sich durch Bodynamics® straffe Muskeln als „Fettverbrenner" zulegen. Auch das muss langsam vor sich gehen, denn wenn ein Anfänger zu hart trainiert, werden nicht Muskeln aufgebaut, sondern nur Gelenke ruiniert.

Auch seelisch will die Wende vom Dicken zum Dünnen verkraftet sein, denn jede Veränderung des Erscheinungsbildes erzeugt erst einmal Unsicherheit und zwingt Sie zu einer Neuorientierung. Dafür haben Sie dann auch länger etwas davon: In fast allen Studien zum Gewichtsabbau hat sich gezeigt, dass die schlanke Linie umso länger vorhält, je langsamer sie „erwirtschaftet" wurde.

- Deshalb funktioniert Bodynamics® langsam. Aber sicher!

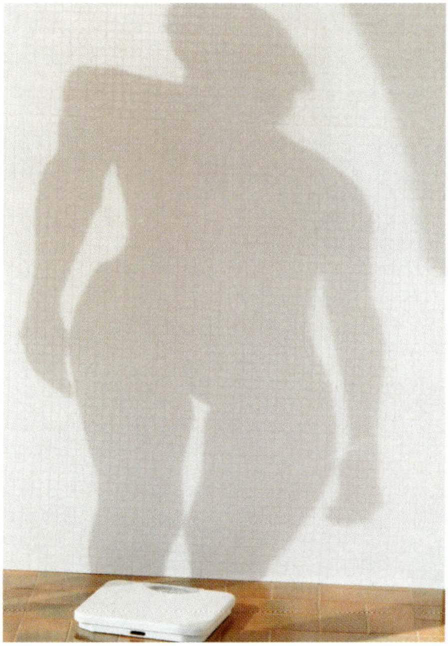

▲ Jede Veränderung muss seelisch verkraftet werden – sogar das Schlankwerden.

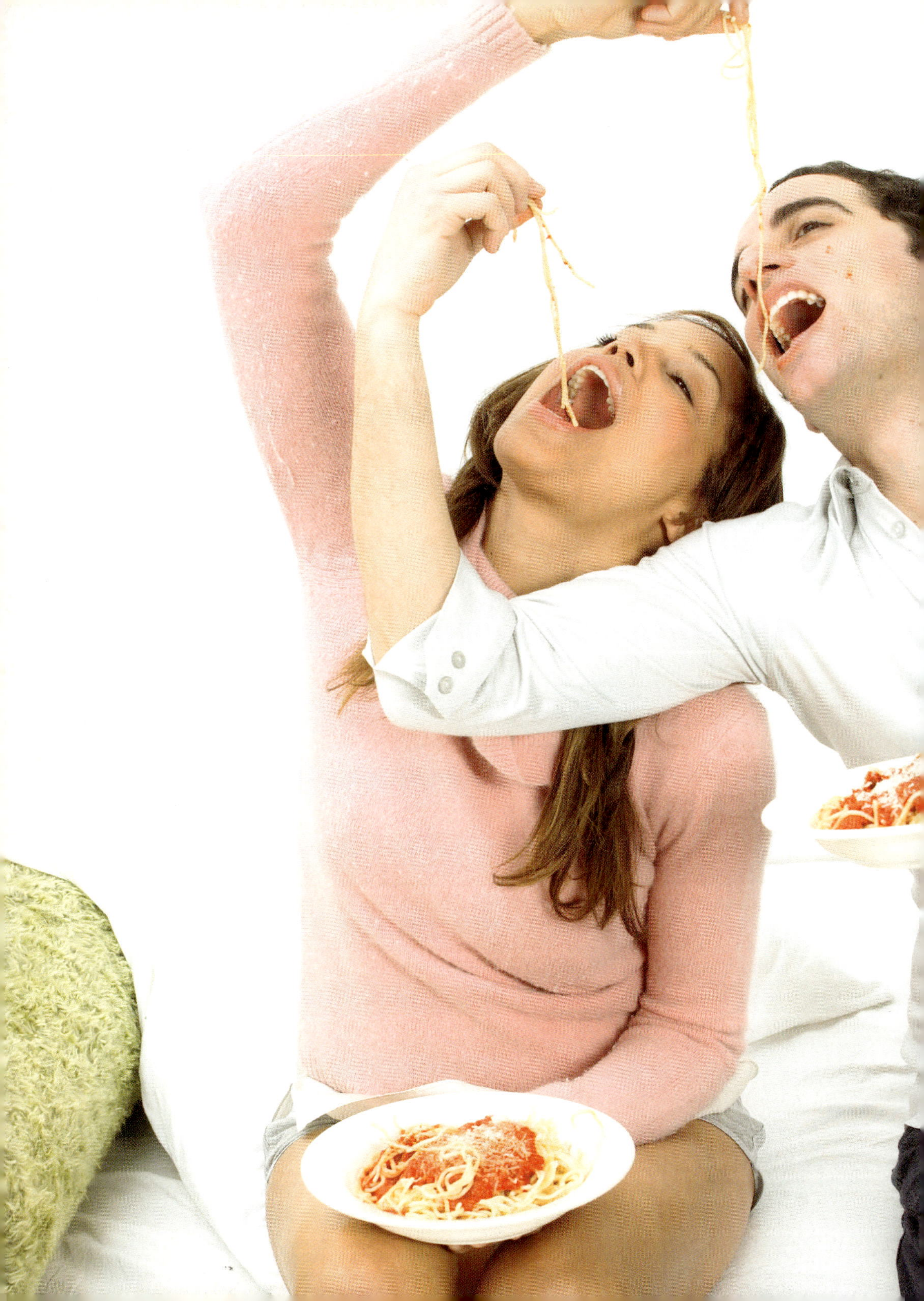

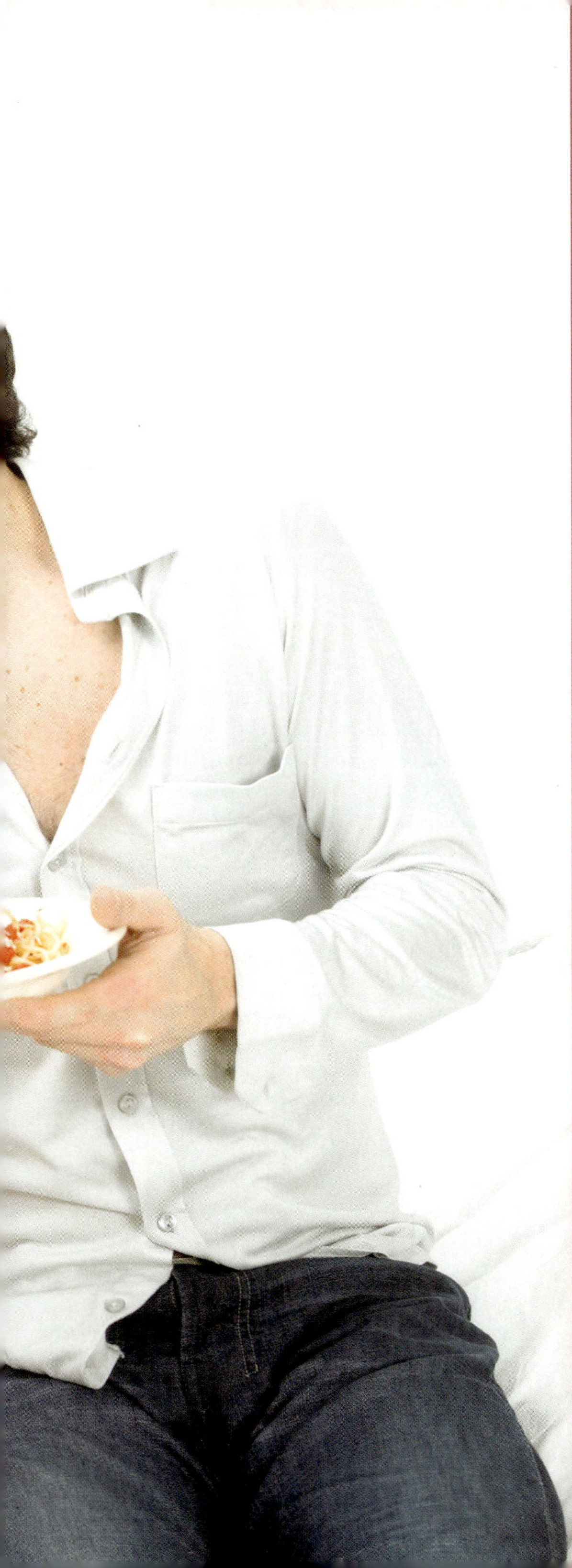

Mehr essen, weniger wiegen

In diesem Kapitel erfahren Sie, wie Sie dadurch, dass Sie viele gute Sachen essen, Ihren Taillenumfang verkleinern und Ihre Leistungsfähigkeit vergrößern.

Mehr essen bringt mehr Energie

Wenn Sie genug essen, ist garantiert das Richtige dabei

Kaum jemand weiß noch, wie man sich „normal“ ernährt, so viele widersprüchliche Ernährungsratschläge bekommt man zu hören. Angefangen hat der Diät-Wahn damit, dass man kein Fett mehr essen sollte und stattdessen mehr Kohlenhydrate und Eiweiß.

Als sich herausstellte, dass unter extrem fettarmer Kost Haut, Schleimhäute, Immunsystem und Gehirn leiden, verfiel man darauf, die Kohlenhydrate als Bösewichte auszumachen, und verdammte Brot, Kartoffeln, Nudeln, Reis, kurz: das, was weltweit seit Jahrhunderten die Haupternährung darstellt (ohne je böse Folgen gezeitigt zu haben).

Im Kielwasser dieser Idee feierte eine alte (Fehl-) Ernährungsform Wiederauferstehung, nämlich die – praktisch kohlenhydratfreie – Atkins-Diät, bei der

FALLGESCHICHTE

Wie Katrin durch „gesunde Kost“ in die Klinik kam

Katrin, 34, Einzelhandelskauffrau, isst seit fast sechs Jahren nur Obst und Gemüse, keine tierischen Produkte außer Milch, fast kein Fett. Sie ist sehr schlank.

In letzter Zeit hat sie oft Magenschmerzen, ist müde, reizbar und unkonzentriert. Der Arzt diagnostiziert „Blutarmut“ und verschreibt Eisentabletten. Daraufhin wird Katrin noch müder und bekommt Depressionen. Ein Naturheiler empfiehlt ihr makrobiotische Ernährung (brauner Reis, wenig in Wasser gekochtes Gemüse, keine Milch) „zur Entgiftung des Organismus“.

Nach zwei Monaten wird Katrin mit einer Magenblutung ins Krankenhaus eingeliefert. Der dortige Check-Up ergibt: Schleimhautdefekt durch Mangel an Vitamin E, B1, B2, B6, B12 und A, Untergewicht, beginnende Eisenvergiftung.

Die Blutarmut war durch Vitamin-B12-Mangel ausgelöst worden, das – unnötige – Eisenpräparat viel zu hoch dosiert. Die Ärzte empfehlen Katrin, wenigstens einmal pro Woche Fleisch zu essen oder aber statt „Beilagen-Vegetarismus“ mehr Hülsenfrüchte, Eier und Milch. um ihre Vitaminversorgung zu sichern.

Doch ob Katrin sich daran halten wird, ist fraglich. Sie ist der Ansicht, die Magenblutung sei durch Stress ausgelöst worden. An ihrer Ernährung kann es nicht liegen – die ist doch so „gesund“.

man nur Fett und Eiweiß zu sich nimmt. Diese Ernährungsform macht nicht nur nachweislich krank, sondern stellt auch, da der Mensch von Natur aus gerne Kohlenhydrate zu sich zu nimmt, eine über längere Zeiträume ziemlich ungenießbare Kost dar. Und so verschwand die Atkins-Diät wieder – vorerst.

Alle diese Diäten haben Eins gemeinsam: Sie sind einseitig. Der Gewichtsverlust, der sich mit ihnen erzielen lässt, beruht entweder darauf, dass sie den Organismus schädigen, oder darauf, dass den meisten Menschen eine so einseitige Kost nicht schmeckt und sie daher weniger davon essen. (Daher rührt auch hauptsächlich der Erfolg der so genannten Trennkost.)

Doch niemand will sich über einen längeren Zeitraum oder gar das ganze Leben lang so ernähren – mit Recht.

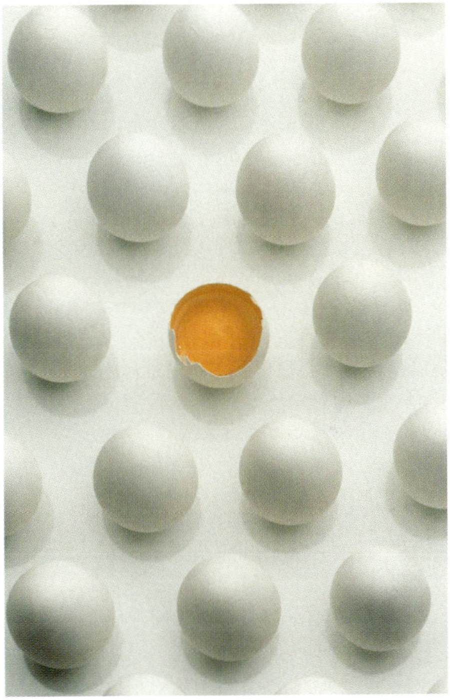

▲ Einseitige Diäten ruinieren erst die gute Laune, dann die Gesundheit.

Nicht weniger essen, sondern besser

Das Problem beim Wenig-Essen ist nicht nur, dass sich dadurch der Stoffwechsel verlangsamt (wie im vorhergehenden Kapitel erläutert).

Wir brauchen außerdem eine bestimmte Menge an Vitalstoffen – Vitamine, Spurenelemente, Mineralien, Aromaten, Pflanzenphenole und so weiter. Sie kommen in einer uns zuträglichen Form fast nur in natürlichen Nahrungsmitteln vor, dort aber in so geringer Konzentration, dass man relativ große Mengen an Lebensmitteln essen muss, um genug davon „abzubekommen".

Und wir benötigen eine Mindestmenge an Ballaststoffen, sonst funktioniert „mangels Masse" der Weitertransport von Abfallstoffen im Darm nicht mehr.

Info

Richtig essen – aber wie?

Auch wenn noch so viele Ernährungsratgeber den Anschein erwecken, DIE ideale Ernährung zu propagieren: Fakt ist, dass jeder Mensch anders ist und isst und dass es durchaus sein kann, dass das, was für den einen gesund ist, dem anderen schlecht bekommt.

1. Das „Richtige" zu essen ist einfacher, wenn man mehr isst, denn dann ist die Chance größer, dass das Richtige mit dabei ist.
2. Je mehr verschiedene Nahrungsmittel Sie ausprobieren, desto größer ist die Wahrscheinlichkeit, dass Sie alles bekommen, was Sie brauchen.
3. Essen Sie nichts, was Ihnen nicht schmeckt, auch dann nicht, wenn es (angeblich) „gesund" ist. Zum einen soll Essen ein Vergnügen und keine Strafe sein, zum anderen ist es durchaus möglich, dass Sie etwas nicht mögen, weil es Ihnen nicht bekommt, auch wenn andere es gut vertragen.
4. Kaufen Sie nur hochwertige Grundstoffe, die Sie selbst zubereiten. So können Sie Ihr Essen „kostenneutral" verbessern: Da Grundstoffe meist billiger sind als verarbeitete Produkte (Beispiel: Mehl, Zucker, Eier im Vergleich zu fertig gekauftem Kuchen), können Sie sich für dasselbe Geld bessere Qualität leisten.

- Die Lösung aller drei Ess-Probleme: Essen Sie MEHR!

Sogar spezielle Ernährungsformen, die als „gesund" gelten, können Probleme verursachen. Eine rein vegetarische Ernährung zum Beispiel ist zwar möglich, wie Millionen strenggläubiger Hindus beweisen, erfordert aber ein umfangreiches Wissen darüber, wie man Nährstoffe aus tierischen Produkten durch pflanzliche Nahrung ersetzen kann.

- Tatsache ist: Der Mensch ist von der Natur als Alles-Esser konzipiert. Also essen Sie auch ALLES!

Viel besser als all die Ernährungsge- und -verbote ist die einfache Regel: Essen Sie qualitativ hochwertig! Leider ist gerade in Deutschland die Größe eines Schnitzels entscheidend, nicht die Qualität. Wenn Sie das ändern und nur erstklassige, frische Nahrungsmittel zu sich nehmen, tun Sie wirklich etwas für Ihre Gesundheit. Essen Sie keine „Light"-Produkte, bei denen die Hälfte der Nährstoffe durch Wasser und Konservierungsmittel ersetzt wurde. Kaufen Sie Freiland-Tomaten statt Treibhausware. Kochen Sie selbst, statt darauf zu vertrauen, dass die Hersteller von Fertigprodukten nicht auf minderwertige Rohstoffe und dubiose Zubereitungsmethoden zurückgegriffen haben.

- Kurz: Essen Sie BESSER!

Vitaminpillen sind kein Ersatz

Kein Problem, wenn Sie keine Zeit haben, etwas zu essen außer Hamburgern und Pommes? Kein Problem, wenn Sie täglich drei Stück Kuchen essen und nur einmal in der Woche Gemüse? Kein Problem, wenn Sie so wenig essen, dass Sie mit der Nahrung nicht genug Vitalstoffe zuführen? Sie haben doch diese Super-Mega-Vitaminpillen!

Lesen Sie mal das Kleingedruckte in seriösen Fachartikeln. Vitamine werden dort allenthalben gepriesen – bei Vitamin-PILLEN hingegen heißt es: „Wirksamkeit unzureichend belegt" oder „nicht von klinischer Relevanz", was auf Deutsch heißt: „Können Sie vergessen".

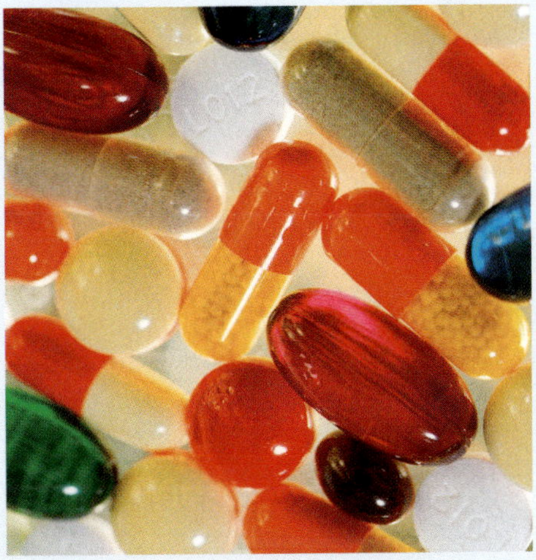

▲ Der Nutzen vieler Nahrungsergänzungsmittel ist umstritten.

Geschäfte mit der Gesundheit

Dass Ihnen trotzdem von allen Seiten vorgelogen wird, dass „Vitalstoff"-Tabletten gesund, schön, fit und schlank machen, hat einen einfachen Grund: Über 1 Milliarde Euro geben die Deutschen pro Jahr für solche Mittel aus, errechnete das Forsa-Institut. Jeder Dritte nimmt sie.

Da lohnt es sich freilich, Ihnen den kleinen, aber entscheidenden Unterschied zu verschweigen: Natürlich vorkommende Vitamine essen Sie immer zusammen mit bestimmten, ebenfalls in der Nahrung enthaltenen Begleitstoffen, die eine Aufnahme der Vitamine in den Körper überhaupt erst ermöglichen.

In einer gewöhnlichen Tomate sind Zehntausende solcher Verbindungen enthalten, die noch dazu in optimaler Zusammenstellung bei Ihnen angeliefert werden. In einem Vitaminpräparat, und sei es noch so „Multi", sind es maximal 40 – und ob die Zusammenstellungen dann auch sinnvoll sind, bleibt fraglich.

Bei einer Analyse von 170 Nahrungsergänzungsmitteln fand die Verbraucherzentrale Baden-Württemberg 120 Präparate, die aufgrund chaotischer Zusammensetzung, zu hoher Dosierung oder sogar falscher Kennzeichnung eigentlich sofort vom Markt genommen werden müssten. Nur: Noch gibt es keine gesetzliche Handhabe dafür.

Die bessere Lösung: Essen Sie Obst und Gemüse, Fisch und Fleisch, Brot und Butter. Da sind alle Vitamine drin.

8 Tipps, um beim Essen abzunehmen

Ja, bitte

- **Essen, worauf man Lust hat.** Auch wenn's eine fette Leberwurst ist. Von der essen Sie nämlich ein paar Bissen, dann ist Ihr perverses Gelüst gestillt, Sie sind zufrieden, und die paar Kalorien können Sie verschmerzen. Stattdessen ein Stängelchen Sellerie oder ein paar Diätkekse zu knabbern funktioniert einfach nicht. Das Zeug befriedigt nicht so recht, und so mampft man weiter, holt sich immer mehr Frust und in der Tages-Endrechnung meist sogar mehr Kalorien (merke: Auch Diätkekse machen dick, wenn man eine ganze Packung einwirft).

- **Ein Glas Wasser vor dem Essen trinken.** Etwa die Hälfte des täglichen Flüssigkeitsbedarfs wird aus der festen Nahrung gedeckt. Ein Teil des Hungers ist daher eigentlich Durst. Wird das Durstsignal direkt vor dem Essen gedämpft, lässt oft auch der Hunger nach.

- **Essen Sie einfach.** Je mehr an Ihrem Essen herumgemacht wurde, bevor Sie es auf den Tisch bekommen, desto größer ist die Gefahr, dass am Ende nur noch Chemie und Kalorien, dafür aber keine Vitamine übrig bleiben. Beispiel: 100 g Pellkartoffeln haben 70 kcal und 14 mg Vitamin C; 100 g Kartoffelchips haben 539 kcal, aber nur noch 8 mg Vitamin C. Also: Verschmähen Sie Tüten, Dosen und TV-Dinner, und lernen Sie, selber zu kochen. Es lohnt sich!

▶ Lieber mal eine kalorienreiche „Sünde“, als immer nur darben und verzichten!

- **Essen Sie immer zuerst das, was Ihnen am besten schmeckt.** Erstens haben Sie dann mehr davon, und zweitens hören Sie dann rechtzeitig auf. Was Sie nicht mögen, reizt nämlich weniger dazu, alles aufzuessen!

- **Essen Sie ausschließlich tagsüber.** Menschen, die häufig nachts essen, insbesondere Nachtarbeiter, sind häufiger übergewichtig, wahrscheinlich, weil der Körper nachts auf Sparflamme läuft und Kalorien aus der Nahrung als Fettzellen speichert, statt sie zu verbrennen.

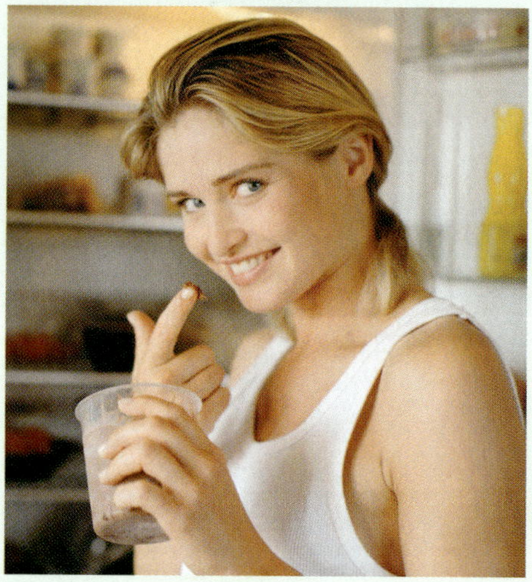

Nein, danke

- **Essen mit Fernsehbegleitung.** Lenkt zu sehr ab, und Sie merken erst, dass Sie eigentlich schon seit längerem satt sind, wenn die Hose spannt. Eine ähnliche Wirkung hat Plaudern, Grübeln oder Tagträumen. Nie mehr beim Essen fernzusehen oder gar „Beim-Essen-wird-nicht-geredet" wieder einzuführen wäre aber wohl doch etwas zu spartanisch. Lösung: Nehmen Sie immer nur kleine Portionen auf den Teller. Und bevor Sie die nächste nehmen, fragen Sie sich, ob Sie die wirklich noch brauchen.

- **Drinks before Dinner.** Beim Alkohol kommen mehrere Faktoren zusammen: Er bringt – nach einem kurzen Hoch – den Blutzucker zum Abstürzen, erzeugt ein Leeregefühl im Magen, vermindert die Kontrolle und die Selbstwahrnehmung. Faktor eins und zwei erzeugen ein Hungergefühl, Faktor drei sorgt dafür, dass Sie dem ungehemmt nachgeben, und Faktor vier dafür, dass Sie's noch nicht mal bemerken. Die (Un-)Sitte, vor dem Abendessen einen Martini zu trinken, ist Mitursache dafür, dass der Durchschnitts-Amerikaner trotz jahrzehntelanger Umerziehungsversuche immer noch zu fett ist.

- **Stressen beim Essen.** Wer beim Essen das Handy nicht abschaltet, mit dem Lebensabschnittspartner streitet oder mit dem Schicksal hadert, ist ein sicherer Herzinfarkt-Kandidat. Und er wird als Dicker sterben. Erstens lenkt Ärger ab. Folge: Man isst mehr. Zweitens werden in Stresssituationen keine Verdauungsenzyme ausgeschüttet. Der Körper bereitet sich auf Kampf oder Flucht vor – Nahrungsaufnahme ist nicht vorgesehen. Die wütend heruntergewürgten Brocken bleiben folglich unverdaut im Magen liegen. Schon nach kurzer Zeit meldet das bordeigene Betriebssystem: „Irgendwelche fremden Teile im Körper, bitte entsorgen!" Entweder springt dann Ihr Verdauungsapparat doch noch an, meist jedoch mit einigen Fehlzündungen (Sodbrennen, Völlegefühl, Magenschmerzen, Aufstoßen, Blähungen etc.), oder Ihnen wird gleich richtig schlecht. Gewohnheitsmäßige Stress-Esser machen schon binnen weniger Jahre Magen, Darm, Leber und Galle fertig, von Herz und Nerven ganz zu schweigen. Abhilfe: Ess-Zeit ist Auszeit – Handy ausmachen, tief durchatmen, langsam und mit Genuss essen. Ärgern können Sie sich später wieder.

Info

Nicht verrückt machen!

Es gibt eine neue psychische Erkrankung: Orthorexia nervosa, der seelische Zwang, sich gesund zu ernähren. Die Betroffenen können nur noch daran denken, ja nichts „Falsches" zu essen, reden über nichts anderes mehr und ernähren sich häufig extrem einseitig.

Essen ist normalerweise Spaß, nicht Stress. Nur dann wird man wirklich satt und zufrieden – auch seelisch. Und: Essen Sie nichts, was Sie nicht mögen. Viele Menschen essen Dinge, die ihnen nicht schmecken und nicht bekommen – nur weil's so „gesund" ist.

Satt essen mit Magerkost

Oder: Viel Salat macht länger satt als wenig Kuchen

Große Mengen kalorienarmer Nahrungsmittel sättigen Sie besser als kleine Mengen kalorienreicher. Das kommt daher, dass das Sättigungssignal des Körpers aus zwei Komponenten besteht:

1. dem Anstieg des Blutzuckerspiegels,
2. dem Dehnungsreiz des Magens.

Der Anstieg des Blutzuckerspiegels beruht darauf, dass Nährstoffe, die mit der Nahrung aufgenommen werden, in energieliefernde Zucker umgewandelt und in den Blutstrom eingespeist werden. Das wiederum löst die Ausschüttung mehrerer Hormone aus, darunter auch das „Wohlfühlhormon" Serotonin.

- Das „Glück des vollen Bauches", wie die Chinesen sagen, ist eine der grundlegendsten und einfachsten Freuden des Menschen. Es ist aber auch das Signal des Körpers: „Aufhören zu essen, es reicht!"

Vom ersten Bissen, den Sie essen, bis zum Anstieg des Blutzuckerspiegels dauert es – je nachdem, was Sie essen und wie schnell Ihr Stoffwechsel arbeitet – 10 bis 20 Minuten. Erst nach dieser Zeit können Sie überhaupt feststellen, ob Sie genug gegessen haben – oder möglicherweise schon zu viel.

Wenn Sie hastig essen, haben Sie bereits zu viele Kalorien aufgenommen, ehe Ihr Körper überhaupt eine Chance hatte zu melden: „Stopp! Satt!" Ein sicheres Zeichen für „Überessen" ist es, wenn Ihnen nach dem Essen oft schlecht ist oder Sie unter Völlegefühl leiden.

Zu schnell zu essen hat mehrere Nachteile:

1. kauen Sie Ihre Nahrung nur flüchtig, das ist schlecht für den Magen,
2. merken Sie oft gar nicht, was Sie essen,

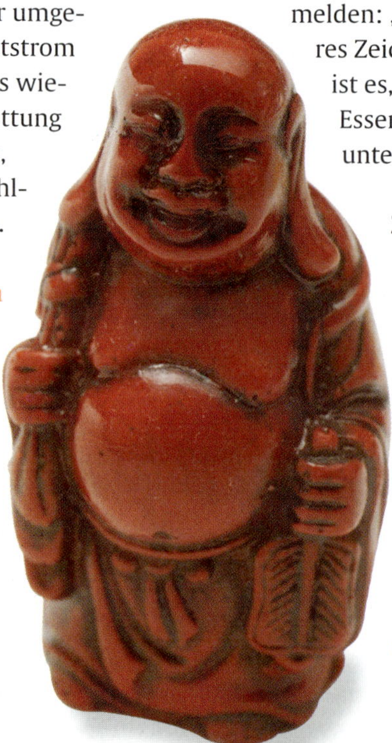

◀ Voller Bauch macht glücklich – daher schmeckt auf Dauer nur, was satt macht!

das ist schlecht für die Psyche, weil der Genuss am Essen fehlt,
3. essen Sie zu viel, und
4. verlieren Sie das Gefühl dafür, wann Sie satt sind, weil die Meldung „Ich bin satt“ regelmäßig durch die Meldung: „Das war zu viel!“ ersetzt wird.

- Letzteres ist besonders bedenklich, denn wenn Sie verlernen, wie es sich anfühlt, satt zu sein, dann verlieren Sie auch das Gefühl dafür, wie viel Nahrung Sie überhaupt brauchen – der erste, entscheidende Schritt in die Ess-Störung.

Der zweite Weg, auf dem Ihr Körper Ihnen mitteilt, dass Sie genug gegessen haben, ist ein Dehnungsreiz des Magens. „I'm full“, „ich bin voll“, sagen die Engländer nach einem üppigen Essen. Tatsächlich werden durch große Nahrungsmengen die Magenwände spürbar gedehnt.

Das funktioniert am besten, wenn das Essen relativ wenige Kalorien in einer relativ großen Menge unverwertbarer „Verpackung“ enthält.

Die nicht als Brennstoff verwertbaren Anteile der Nahrung bestehen hauptsächlich aus Wasser und Ballaststoffen. Eine 300-Gramm-Gurke zum Beispiel enthält 290 Gramm Wasser und 1,5 Gramm Ballaststoffe. An Nährstoffen enthält sie also 8,5 Gramm oder 36 Ka-

Info

Kein Höhepunkt ohne Vorspiel

Ess-Tipp 1: Mit Süßigkeiten schneller satt

Essen Sie etwa zehn Minuten vor den Mahlzeiten eine kleine Süßigkeit. Dadurch steigt der Blutzuckerspiegel bereits an, bevor Sie mit der Hauptmahlzeit beginnen, und Sie bemerken schneller, dass Sie eigentlich schon satt sind. Oder, wie Mutter immer sagte: „Iss nichts Süßes kurz vor dem Essen, du verdirbst dir nur den Appetit!“ Genau.

Ess-Tipp 2: Vorspeise bremst Nachschlag aus

Bei den Franzosen, Italienern, Spaniern, Griechen, Arabern und vielen anderen Völkern ist sie selbstverständlich: die Vorspeise. Sie hat denselben Effekt wie die oben erwähnte Süßigkeit, ist aber ernährungstechnisch wertvoller, da meist sehr vitaminhaltig – ein paar Blätter Salat, eine Melonenscheibe mit magerem Schinken, klein geschnittene Tomaten mit Petersilie und etwas Couscous.

Ist ihnen schon mal aufgefallen, dass in guten Restaurants die Hauptspeise etwa 20 Minuten nach der Vorspeise gebracht wird? Jetzt wissen Sie, warum: Das erste Magenknurren ist weg, und man kann sich entspannt und genüsslich dem Essen widmen.

lorien. Das sind etwa so viele Kalorien wie in einem Esslöffel Honig. Trotzdem sättigt die Gurke besser als das bisschen Honig, einfach deswegen, weil man das Gefühl hat, „etwas im Magen zu haben".

- Richtig satt macht die Gurke aber nicht. Ihr Körper bekommt sehr wohl mit, dass er hier mit einer Menge Füllstoffe, aber praktisch null Kalorien abgespeist werden soll. Wie er das merkt? – Die andere Hälfte des Sättigungsvorgangs, der Blutzucker-Anstieg nämlich, fehlt!

Fazit: Der Teelöffel Honig macht überhaupt nicht satt, die Gurke aber auch nur kurzzeitig. Nach spätestens einer halben Stunde ist der Hunger wieder da.

- Optimale Sättigung wird erreicht, wenn beide Signale, Blutzuckeranstieg und Magendehnungsreiz, zusammen auftreten. Das ist der Fall, wenn Sie zum Beispiel ein Hühnchen mit Brokkoli und Salat essen. Das Hühnchen liefert den größten Teil der Kalorien, hat aber wenig Volumen. Brokkoli und Salat hingegen haben wenig Kalorien, sind aber ausgezeichnete Magenfüller.

Essen Sie daher immer eine Mischung aus kalorienreichen und kalorienarmen Nahrungsmitteln. Eine große Schüssel Salat enthält viele Ballaststoffe und Vitamine, aber der Blutzuckeranstieg, den sie auslöst, ist zu schwach, um Sie satt zu machen. Ein Butterbrot oder ein kleines Steak dazu, und Sie sind zufrieden!

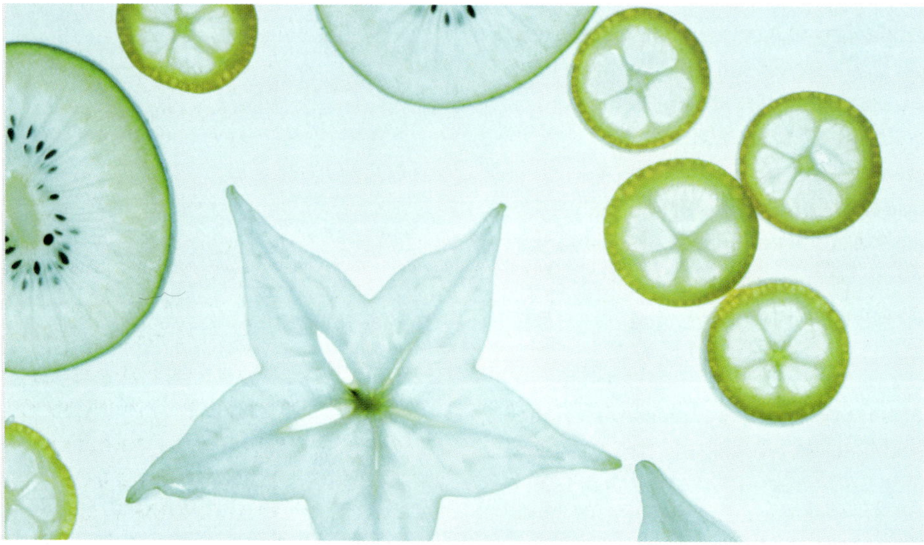

▲ Obst ist wirklich sehr gesund. Richtig satt macht es allerdings nicht ...

So bleibt Ihnen der „Zucker-Hunger“ erspart

„Volumen ohne Kalorien“ – wie bei der Gurke im obigen Beispiel – macht von vornherein nicht satt, aber „Kalorien ohne Volumen“ machen schnell wieder hungrig. Besonders deutlich zeigt sich das an Süßigkeiten und Alkohol.

- Ess-Tipp: Wenn Sie gerne Süßigkeiten essen und mal ein Glas Wein trinken, dann wenigstens nicht „solo“, sondern am besten zusammen mit einer herzhaften Mahlzeit.

Der Grund: Leicht verdauliche Kohlenhydrate wie Zucker und Alkohol treiben den Blutzuckerspiegel steil nach oben. Damit Ihr Blut nicht „überzuckert“ wird, schüttet die Bauchspeicheldrüse das zuckerspaltende Insulin aus – aufgrund des plötzlichen starken Blutzucker-Anstiegs in beträchtlichen Mengen. Die süße Kleinigkeit wird hurtig in ihre Bestandteile zerlegt, und meist noch ein Teil des „normalen“ Blutzuckers dazu. Das wiederum löst im Gehirn, das ausschließlich Zucker als Brennstoff verwerten kann, einen regelrechten Alarm aus. Als Folge bekommen Sie Heißhunger, bevorzugt wieder auf etwas Süßes, denn das behebt den „Schaden“ natürlich am schnellsten.

Dieses Problem des Blutzucker- und Insulin-Höhenflugs mit nachfolgendem Absturz können Sie ganz einfach vermeiden, indem Sie Zucker und Alkohol nicht allein verzehren, sondern immer nur zusammen mit Nahrungsmitteln, die auch langsam verwertbare Kohlenhydrate, Eiweiße und Fett enthalten. Das dämpft den Blutzuckeranstieg und bremst damit auch die Insulinausschüttung auf ein verträgliches Maß.

Info

Wer genießt, bleibt länger satt

Wie zufrieden Sie nach einer Mahlzeit sind, hängt auch von psychischen Faktoren ab: Je „eindrucksvoller“ Ihnen ihr Essen vorkommt und je mehr Sie es genießen, desto länger macht es satt.

- Machen Sie daher aus jedem Essen ein Ereignis: Appetitlich anrichten, den Tisch geschmackvoll decken, mit Blumen, Kerzen, schönem Geschirr.
- Genießen Sie Ihr Essen, den Geruch, den Geschmack, die Farben, das Gefühl im Mund beim Lutschen oder Zerbeißen. Je intensiver das Ess-Erlebnis, desto länger hält die Sättigung vor.
- Nehmen Sie sich Zeit zum Essen, und konzentrieren Sie sich ganz darauf. Essen Sie nicht nebenbei. Wenn Sie gar nicht bemerken, dass Sie etwas essen, sind Sie danach auch nicht zufrieden.

Wie Fast Food den Körper austrickst

Zwei englische Forscher wollen erreichen, dass Werbung für Fast Food verboten wird. Ihre Begründung: Fast-Food-Nahrungsmittel verführen dazu, zuviel zu essen, weil das menschliche Sättigungszentrum sie nicht erfassen kann.

Prof. Andrew Prentice von der Internationalen Ernährungsgruppe an der Schule für Hygiene und Tropenmedizin in London und Dr. Susan Jebb vom Zentrum für die Erforschung der menschlichen Ernährung in Cambridge behaupten: Der Grund dafür, dass die Menschen in den Industriestaaten immer dicker werden, ist nicht, dass sie immer mehr essen, sondern dass ihre Nahrungsmittel eine zu hohe Kaloriendichte aufweisen.

Info

Die Limo-Falle

Getrunkene Kalorien werden vom Körper überhaupt nicht registriert. Ein Liter Cola hat 570 kcal und damit so viel wie ein dickes Steak mit Ofenkartoffel und einer großen Schüssel Salat, wird aber als „ich hab überhaupt nichts gegessen“ in Ihr Sättigungssystem eingebucht.

Ähnlich „betrügerisch“ sind Bier, Wein, Schnaps und milchhaltige Getränke. Ein Latte macchiato hat etwa 220 Kalorien – so viel wie zwei Spiegeleier mit Schinken.

„Wenn wir sehr kalorienhaltige Nahrungsmittel zu uns nehmen, bezieht unser Körper das nicht in seine Sättigungsrechnung ein“, erklärt Prof. Prentice. „Deshalb, ergänzt er, „essen wir von energiereichem Essen genauso viel wie von energiearmem.“ Sie können doppelt so viele Kalorien zu sich aufnehmen und sich dennoch nicht satter fühlen.

„Die hohe Energiedichte vieler moderner Lebensmittel, vor allem von Fast Food“, so Prof. Prentice, „konfrontiert das Steuersystem des menschlichen Appetits mit Bedingungen, für die es niemals entwickelt wurde. Ich war erstaunt über die durchschnittliche Energiedichte eines Hamburgers, die bei 287 kcal pro 100 Gramm Nahrung liegt.“ Die typische Energiedichte des traditionellen mitteleuropäischen Essens liegt bei etwa der Hälfte, nämlich 155 kcal/100 g, und unser Stoffwechsel ist von Urzeiten her am besten angepasst an eine Kaloriendichte von nur 107 kcal/100g.

Fast Food besteht aber nicht nur aus Hamburgern. Hierzulande vor allem von Frauen gern zwischendurch gegessene Kalorienbomben sind zum Beispiel Blätterteig-Teilchen (375 kcal/100 g), Nusskuchen (417 kcal/100 g) oder Butterkekse (422 kcal/100 g). Männer essen häufig salzige Snacks, Erdnussflips etwa (520 kcal/100 g) oder Kartoffelchips (539 kcal/100 g). Da nimmt sich das Bier, das sie dazu trinken, mit 47 kcal/100 g geradezu harmlos aus – solange man nicht daran denkt, dass auch das pro Liter 470 kcal macht.

Der Bodynamics®-Express-Ess-Plan

Was Sie essen

- Viel mehr Obst und Gemüse als bisher. Sie sollten auf mindestens eineinhalb Kilo Gemüse (Rohgewicht) pro Tag kommen. Dadurch, dass Sie viel mehr Gemüse und Obst essen, ist in Ihrem Magen automatisch weniger Platz für minderwertiges Fleisch, fette Wurst und billigen Käse. Dadurch wird bald in Ihren Kleidern mehr Platz für Sie sein.
- Sollten Sie beim Lebensmittelkauf plötzlich erheblich weniger Geld ausgeben, dann machen Sie etwas falsch. Anständiges Gemüse und erstklassiges Obst sind nämlich auch nicht gerade billig, genauso wenig wie frischer Fisch und hochwertiges Geflügel, die Ihren Ernährungsplan abrunden. Merke: Ein Essen kann immer nur so gut sein wie die Rohstoffe, die dafür verwendet wurden.
- Beim Selberkochen von Gemüse gilt: Bloß nicht auf die Märtyrer-Tour zubereiten (Wasser und Kräutersalz), sondern zumindest mit etwas Butter oder Olivenöl, damit sich die Geschmacksstoffe voll entfalten können.
- Würzen Sie pikant; einerseits, weil Gewürze den Stoffwechsel anregen, andererseits, weil sie gut schmecken (kochen Sie mal ungewürztes Steak in Wasser! Aha. Aber mit Gemüse kann man's ja machen!). Starthilfe: In der indischen Küche gibt es Hunderte von ausgezeichneten Gemüserezepten, ebenso bei den Japanern, Vietnamesen, Thais, Koreanern, Italienern, Spaniern und Griechen.

Wie Sie essen

Zu Hause:

- Das Frühstück sollte etwas länger vorhalten: Eier, Vollkornbrot, Müsli, dazu viel Obst als Vitaminlieferant.
- Mittagessen: Zwei Portionen Gemüse mit Fisch oder Geflügel, zwei Portionen Salat.
- Nachmittags-Snack: Ideal sind Äpfel oder anderes Obst. Zur Not geht auch eine Käsestulle – mit einer klein geschnittenen rohen Paprikaschote als Vitamin- und Ballaststofflieferant.
- Abendessen: Gemüse und ballaststoffreiche Sattmacher, z. B. Linsen, Bohnen, Kartoffeln in der Schale.

Einen detaillierten Sieben-Tage-Plan für Einsteiger finden Sie im Kapitel „Eine Woche Bodynamics®". Mit vielen leckeren Rezepten!

Bei der Arbeit:

- Reichhaltig frühstücken, Snack für nachmittags mitnehmen, in der Kantine Gemüse, Obst und Salat bevorzugen.

Im Restaurant:

- Deutsche und andere „nordische" Hausmannskost ist meist zu schwer. Ami-Burger & Co. enthalten wenig Vitamine, dafür viel Fett und Chemie. Bei den Asiaten gilt: Solange Sie nichts Frittiertes essen, sind Sie im grünen Bereich. Auch Mittelmeerküche ist hervorragend geeignet, ebenso afrikanische, indische und südamerikanische Gerichte.

Nichts drin, trotzdem viel dran

Ballaststoffe und Wasser sind wichtig – auch ohne Nährstoffe

Ballaststoffe haben ihren Namen noch aus Zeiten, als man sie für überflüssiges Zeug hielt – Ballast eben. Ernährungsforscher früherer Zeiten waren überhaupt nicht begeistert von Pflanzenstoffen wie Zellulose, Pektin und Lignin, die „minderwertig und für den menschlichen Körper unbrauchbar sind"

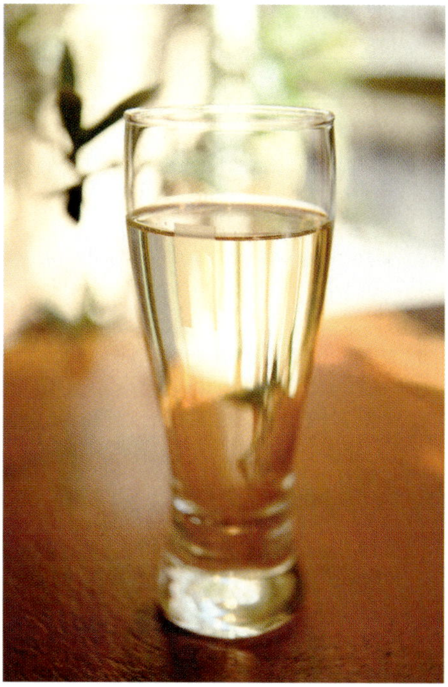

▲ Wasser ist wichtig. Trinken Sie es gleichmäßig über den Tag verteilt.

und zudem auch noch „den Nährwert anderer Stoffe verringern". Letzteres bezeichnet die Ihnen ja schon bekannte Tatsache, dass der Körper bei dem Versuch, das Unverdauliche zu verdauen, sinnlos Kalorien verprasst – heute eine durchaus erwünschte Eigenschaft der viel geschmähten Ballaststoffe.

„Minderwertig und unbrauchbar" sind Ballaststoffe offenbar auch nicht, denn es sieht so aus (ganz klare Ergebnisse liegen noch nicht vor), als könne ein hoher Anteil an Ballaststoffen in der Nahrung das Darmkrebsrisiko verringern und die Cholesterinwerte senken. Die Deutsche Gesellschaft für Ernährung (DGE) empfiehlt daher den Verzehr von 30 Gramm Ballaststoffen pro Tag.

Viele Lebensmittel enthalten von Natur aus große Mengen an Ballaststoffen: Artischocken etwa, Heidelbeeren oder Austernpilze. Hier sind die Ballaststoffe in verträglicher Form verpackt und tragen tatsächlich zu einer geregelten Verdauung bei. Die häufig gehörte Empfehlung, große Mengen von isolierten Ballaststoffen, also Nahrungsmittel, die fast vollständig unverdaulich sind, zu essen, hat jedoch ihre Tücken.

Weizenkleie, isolierte Zellulose oder größere Mengen von Leinsamenschrot kommen „nackt“ und in geballter Ladung im Darm an und überfordern die dort ansässige Bakterienflora, die solche Stoffe zerkleinert und entsorgt. Die Folge sind: Blähungen, Darmentzündung, Schädigung des Immunsystems. Bei Frauen kann es zu einer Verminderung der Knochendichte kommen, weil ein Übermaß an Ballaststoffen Mineralien bindet und sie so dem Körper „wegnimmt“.

- Alarmstufe Rot gilt bei „schlankmachenden“ Zellulose-Ballaststoffen, die in Magen oder Darm aufquellen und dadurch ein „angenehmes Sättigungsgefühl“ hervorrufen sollen. Das kann Verstopfung, im schlimmsten Fall sogar Darmverschluss auslösen.

Rohkost: Nur in Maßen gesund

Auch die Vorstellung, dass eine Ernährung, die so weit wie möglich aus „naturnaher“ Nahrung und damit größtenteils aus Rohkost besteht, besonders gesund sei, hat sich als falsch erwiesen.

Bei einer Langzeit-Untersuchung von Tausenden amerikanischer Rohkostanhänger stellte sich heraus: Sie waren untergewichtig, ihr Immunsystem war geschwächt, und sie hatten – zum Erstaunen der Forscher – ungewöhnlich schlechte Zähne. Ihre Haare fielen aus,

Info

Die vier „Top Ten“ der Ballaststoffe

Die folgenden Lebensmittel haben einen besonders hohen Ballaststoffwert. Er ist ein Maß dafür, wie viel Ballaststoffe (in Gramm) ein Lebensmittel enthält, bezogen auf den Kaloriengehalt (in kcal) dieses Lebensmittels, nach der Formel Ballaststoffmasse : Kalorien × 300 = Ballaststoffwert (in Gramm pro Kalorien). Liegt der Ballaststoffwert über 50, können Sie von dem Nahrungsmittel so viel essen, wie Se wollen, ohne zuzunehmen.

Gemüse		Obst	
Schwarzwurzel	265	schw. Joh.beere	52
Austernpilz	161	Papaya	43
Artischocken	147	Himbeere	43
Topinambur	121	Waldheidelbeere	40
Pfifferling	118	Zitrone	36
Knollensellerie	60	rote Joh. beere	32
Fenchel	53	Stachelbeere	24
Staudensellerie	52	Brombeere	22
Möhren	42	Kulturheidelbeere	19
Sauerkraut	39	Birne	18

Hülsenfrüchte, Samen		Getreide	
Leinsamen	29	Kleieflocken, gezuckert	40
Bohnensprossen	26	Pumpernickel	15
Kichererbsen	23	Früchtebrot	14
Saubohnen	21	Knäckebrot	13
weiße Bohnen	19	Mehrkornbrot	12
Erbsen	18	Weizenvollkornbrot	11
Esskastanien	13	Vollk.zwieback	8
Linsen	10	Vollkornkeks	7
Mandeln	8	Früchtemüsli, ohne Zucker	6
Erdnüsse	6	Müslikeks	5

Info

Über den Tag verteilt trinken

Damit der Körper seinen Flüssigkeitshaushalt optimal regulieren kann, muss das Trinken über den ganzen Tag verteilt werden. Am besten geeignet sind Früchtetees, selbst gemischte Fruchtsaftschorlen und natürlich – Wasser!

und viele erkrankten schon in jungen Jahren an Rheuma und Arthritis.

Inzwischen finden die Forscher allmählich heraus, warum Rohkost in kleinen Mengen gesund, als Basis-Ernährung aber schädlich ist: Manche wichtigen Vitalstoffe werden für den menschlichen Organismus erst zugänglich, wenn sie durch Erhitzen aufgeschlossen wurden. Gekochte Karotten zum Beispiel enthalten mehr verwertbares Betacarotin (Vitamin-A-Vorstufe) als rohe. Auch das in Tomaten enthaltene krebshemmende Lycopin entfaltet seine Wirkung weit besser in heiß abgefülltem Tomatensaft und sogar in Ketchup als in der naturbelassenen Frucht, und Kartoffeln, die Hauptquelle für Kalium in Mitteleuropa, sind roh überhaupt nicht genießbar.

Manche Hülsenfrüchte wie Bohnen sind in nicht vollständig durchgegartem Zustand sogar leberschädigend, und starke Fruchtsäuren, etwa aus Zitrusfrüchten, zerstören den Zahnschmelz, wenn sie zu häufig und ohne Puffersubstanzen, zum Beispiel hitzeaufgeschlossene Stärkeprodukte wie gekochte Kartoffeln oder Brot, gegessen werden.

Lebenswichtiger „Leerstoff“: Wasser

Ein weiterer Stoff, der keine Nährstoffe enthält, aber immens wichtig ist: Wasser. Sie können bis zu vier Wochen ohne Essen überleben – ohne Wasser nicht einmal zehn Tage! „Anderthalb bis zwei Liter am Tag sollte jeder Erwachsene trinken“, sagt Katharina Titzck, Ernährungswissenschaftlerin bei der AOK Hamburg. So pauschal wollen das jedoch führende Mediziner nicht unterschreiben. „Für diese Empfehlung gibt es keine wissenschaftlich fundierten Beweise“, so der Nierenspezialist Prof. Heinz Valtin. „Die meisten trinken genug oder mehr als genug“.

Nur beim Sport oder schwerer körperlicher Arbeit und bei großer Hitze kann der Wasserverlust so ansteigen, dass man literweise „nachfüllen“ muss. Wer hingegen wenig Bewegung hat und feuchte Nahrung wie Obst und Gemüse bevorzugt, muss nicht so viel trinken. „Ein bis eineinhalb Liter – mehr braucht ein gesunder Mensch nicht, weil wir auch über andere Nahrungsmittel Wasser zu uns nehmen“, so Prof. Olaf Adam, Ernährungswissenschaftler an der Ludwig-Maximilians-Universität München.

Voll schlank statt vollschlank

Abnehmen mit Gewürzen, Gemüse, Obst und Kaffee

Dass Sie Vitamine, Mineralstoffe und Spurenelemente zum Leben brauchen, wissen Sie ja sicher schon. Tritt ein Mangel an diesen „Vitalstoffen" auf, dann funktioniert der Stoffwechsel nicht mehr richtig. Er wird träge, schafft es nicht mehr, die Nahrungskalorien vollständig in Energie umzusetzen, und muss sie deshalb – als Ausweichmaßnahme – in Fettdepots ablagern.

Ein Stück Buttercremetorte macht daher zweimal dick: Zum einen enthält sie Fett und Zucker, also viele Kalorien. Zum anderen enthält sie außer Fett und Zucker nichts – fast keine Vitalstoffe. Das bedeutet: Um die Kalorien der Torte überhaupt verdauen zu können, muss der Körper sogar noch Vitalstoffe aus seinen eigenen Vorräten zusetzen! Das erzeugt einen Vitalstoffmangel, der den Stoffwechsel bremst. Klarer Fall: Viele Kalorien + Stoffwechselbremse = Dickwerden. Essen Sie hingegen eine rohe Paprika, sieht die Rechnung so aus: Wenig Kalorien + viele Vitalstoffe = Stoffwechselanregung = Abnehmen.

Am deutlichsten sichtbar wird die stoffwechselfördernde Wirkung von Vitalstoffen am Beispiel des Vitamin C, das so anregend wirkt, dass Sie Probleme mit dem Einschlafen bekommen können, wenn Sie abends noch große Mengen davon zu sich nehmen.

Auch viele Kräuter und Gewürze haben eine anregende Wirkung auf den Stoff-

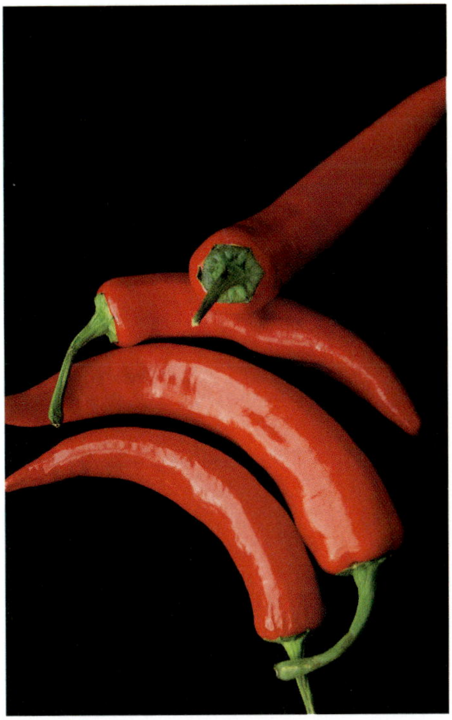

▲ Feurige Gewürze wie die Chilischote kurbeln den Kalorienverbauch an.

Info

Schlanke Schlemmereien

Erdbeeren enthalten Mangan. Steigert Schilddrüsenfunktion und Fettabbau.
Melonen sind Kalium-Bomber, entwässernd und entschlackend.
Birnen liefern Bor. Das hebt den Testosteronspiegel und macht aktiv.
Ananas kurbeln die Eiweißverdauung an. Aber nur frische!
Papayas entsäuern den Körper und straffen das Bindegewebe.
Trauben fördern Verdauung und die Ausscheidung Schlacken.
Artischocken verbrennen Fett durch den Bitterstoff Cynarin.
Avocados bremsen das Dickmacher-Hormon Insulin.
Feigen stillen den Hunger auf Süßes, machen aber dank Ballaststoffen nicht dick.
Orangen: Vitamin C + Flavonoide = Super-Fettverbrenner!
Lauch beschleunigt durch seinen Gehalt an Senfölen die Verdauung.
Frische Kräuter bringen den Stoffwechsel in Schwung.
Chicorée sorgt durch den Bitterstoff Intybin für die schnelle Fettschmelze.
Apfel-Pektine optimieren den Fettstoffwechsel und verringern Cholesterin.
Zwiebeln machen mit Bio-Schwefelverbindungen satt, fast ohne Kalorien.
Obst und Gemüse mit der Schale essen – darin sind viele Vitamine, Geschmacks- und Ballaststoffe.

wechsel, vor allem Basilikum, Kresse, Minze, Petersilie und Korianderkraut sowie alle scharfen und bitteren Gewürze.

Feurige Ayurveda-Gewürze

Wer gehaltvolles Essen zu sich nimmt, so lehrt es der Ayurveda, muss gleichzeitig auch „Agni“, das Verdauungsfeuer, entfachen. Dann wird das Verzehrte restlos verbrannt und in Energie (und nicht in „Hüftgold“) umgewandelt.

- Wie schafft man es nun, „Agni“ zum Auflodern zu bringen? Der Ayurveda empfiehlt vor allem die Verwendung bestimmter Gewürze, in erster Linie Chili, Ingwer, Kardamom, Zimt, Anis und Nelken.

Chili putscht auf – in den asiatischen Ländern gilt er schon lange als leistungssteigernd, in vielen Gegenden auch als sexueller „Scharfmacher“. „Scharf-Esser“ sind außßerdem schlanker, denn Feuriges kurbelt die Wärmeerzeugung an, sodass der Körper mehr Energie verbraucht. Untersuchungen zeigen: Nach einem deftigen Chili-Frühstück war der Kohlenhydrat-Umsatz von Langstreckenläufern sowohl in Ruhe als auch unter Belastung erhöht. Sauerstoffverbrauch und Energieumsatz stiegen nur in Ruhe, aber nicht unter Belastung an.

Das bedeutet: Sie verbrennen in jedem Fall mehr Kalorien als sonst – nicht nur beim Joggen, sondern sogar bei einer Siesta auf der Couch! Möglicherweise sind die Sportmediziner statt auf ein Dopingmittel endlich auf einen Schlankmacher gestoßen, der nicht durch Rennen, sondern durch Essen dünner macht.

Wenn Sie aber nach einem scharf gewürzten Essen doch zum Joggen gehen (ist nie verkehrt), stellen die Gewürze trotz ihrer anregenden Wirkung keine zusätzliche Herz-Belastung dar.

Chili-Fans sind überdies meist bestens gelaunt. Der Grund: Beim Genuss der scharfen Schoten wird das Gehirn betrogen – es hält die konzentrierte Schärfe irrtümlich für einen starken Schmerz, den es zu lindern gilt. Das aktiviert die Ausschüttung von Endorphin, einem körpereigenen, morphiumähnlichen „Glückshormon". Auch als Seelentröster funktioniert Chili also – und das, im Gegensatz zu fetten Törtchen oder Nougatbomben, praktisch kalorienfrei!

Der bei uns gern verwendete schwarze Pfeffer hat eine ähnliche, wenn auch schwächere Wirkung. Aufgrund seines starken Eigengeschmacks kann er den Speisen jedoch nur in geringen Mengen zugegeben werden, während Chilis einfach nur scharf sind – sie haben kaum Eigengeschmack.

So können Sie die schlank machende Wirkung von Chili nutzen: Nehmen Sie Chili-Öl zum Kochen. Dann haben Sie eines der fettreichsten Nahrungsmittel mit seinem eigenen Gegenmittel kombiniert. Sie werden in Zukunft sparsam damit umgehen – Chili-Öl brennt in höheren Dosen höllisch! Rezepte dazu finden Sie im Kapitel „Eine Woche Bodynamics®".

Zimt gilt im Ayurveda als der „König der Gewürze": Er stärkt die Verdauung, beschleunigt den Stoffwechsel und normalisiert die Blutfettwerte. Ein weiterer Pluspunkt: Zimt wirkt „erwärmend", ein Ausdruck für eine bestimmte Art der

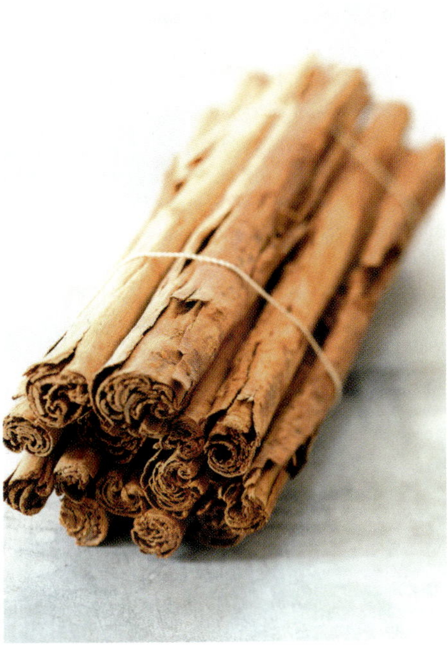

▲ Zimt optimiert Stoffwechsel und Wärmehaushalt – zum Nutzen der Figur!

Info

Tolle Knollen: Fenchel und Kartoffel

Kein „Kellerkind“: die Kartoffel

Kartoffeln liefern – auch gekocht – große Mengen an Vitamin C, außerdem vollwertiges pflanzliches Eiweiß. Der hohe Gehalt an gut verträglichen löslichen Ballaststoffen wirkt verdauungsanregend und cholesterinsenkend. Kalium fördert die Entwässerung. Die Kartoffel ist also keineswegs ein Dickmacher, wie häufig behauptet wird. Das wertvolle Magnesium der Kartoffel wirkt beruhigend und muskelentspannend – besonders wichtig für alle, die sich gestresst fühlen.

Fenchel räumt den Magen auf

Der Reichtum an Ballaststoffen in Kombination mit den ätherischen Ölen Athenol und Fenchem macht die Fenchelknolle zum idealen Heilgemüse für Verdauungsstörungen wie Völlegefühl, Verstopfung oder Blähungen. Deshalb empfehlen Naturärzte geriebenen Fenchel auch als Vorspeise bei fettreichen Speisen. Die Faserstoffe des Fenchels binden Fett im Darm, schleusen es aus und wirken dadurch cholesterin- und blutfettsenkend. Auch Fenchel enthält – wie die Kartoffel – viel entwässerndes Kalium. Beachtlich ist auch der Gehalt an Vitamin C und B1 sowie an Beta-Karotin, Kalzium, Magnesium und Eisen.

Stoffwechselanregung, die mit einer schnelleren und besseren Steuerung des Wärmehaushalts einhergeht. Wenn Sie viel Zimt essen, frieren Sie weniger, weil Ihr Körper sozusagen schon beim ersten Frösteln die Heizung anwirft.

- Würzen Sie Süßigkeiten, Hackfleisch, Lammgerichte und Ragouts mit Zimt, und geben Sie heißen Getränken eine Zimtstange zu.

Kardamom unterstützt die Wirkung von Zimt, hat aber auch selbst einiges zu bieten: Er regt die Galle an, wirkt harntreibend und entwässernd.

- Kardamom wird in vielen Ländern (und in den Rezepten dieses Buches) Tee und Kaffee zugesetzt, um sie bekömmlicher zu machen. Schmeckt außerdem hervoragend! Doch auch vielen Süßspeisen, Obst- und Gemüsegerichten gibt Kardamom den letzten Pfiff.

Anis regt die Verdauung an, unterstützt Agni, das Verdauungsfeuer, hilft gegen Blähungen und beruhigt den Darm.

- Der Ayurveda empfiehlt nach dem Essen eine Mischung aus Anis-, Kardamom- und Fenchelsamen. Etwa einen Teelöffel voll einnehmen und gut zerkauen. Das beschleunigt nicht nur den Stoffwechsel, sondern erfrischt auch den Atem und beugt Mundgeruch vor.

Nelken „befreien den Verdauungstrakt von Schlacken und schleusen Giftstoffe aus dem Körper“, so der Ayurveda. Sie schützen und stärken außerdem die Schleimhäute von Magen und Darm. Ähnlich wie Chili regen sie die Ausschüttung von „Wohlfühl-Hormonen“ an.

- Würzen Sie Süßigkeiten mit Nelken, aber auch Kohlgerichte. Rotkohl mit Nelken und Lorbeer – köstlich!

Ingwer gehört mit seinem süß-scharfen Geschmack und dem Duft seiner unverwechselbaren ätherischen Öle zu den beliebtesten Gewürzen der asiatischen Küche. Durch seinen Gehalt an Bitterstoffen fördert er die Erhaltung der Darmflora, steigert die Gallensaftproduktion und erleichtert die Fettverdauung.

Der indische Ayurveda traut dem Ingwer aber noch viel mehr zu: Ingwer ist ein Element des Ausgleichs. Er bringt die Lebenskraft des Menschen zum Fließen und sorgt für wohltuende Harmonie von Körper und Psyche. „Ingwer gleicht Schwächen des Verdauungsfeuers aus, beseitigt Stoffwechselschlacken, hilft bei Völlegefühl, Blähungen und Durchfall“, lobt ein ayurvedischer Text die scharf schmeckende Wurzel. Doch nur frischer oder kandierter Ingwer entfaltet diese heilsame Wirkung, das gelbe, vergleichsweise fade schmeckende Pulver, das hierzulande häufig unter der Bezeichnung „Ingwer“ angeboten wird, nicht.

Info

Kaffee knackt Speicherfett

Koffein beschleunigt Herzschlag und Atmung und wirkt insgesamt stoffwechselaktivierend. Das Australian Institute of Sport hat die Wirkung der schwarzen Bohne auf Radfahrer getestet und festgestellt, dass die Athleten bereits nach dem Genuss kleiner Mengen beim Sport länger durchhielten und bessere Leistungen erbrachten. Dabei müssen offenbar Fettspeicher als Energiequelle herhalten, während normalerweise primär die Kohlenhydrat-Reserven in Blut, Leber und Muskeln verbraucht werden. So beschleunigt Kaffee das Abnehmen.

Unangenehme Nebenwirkungen braucht man offenbar nicht zu befürchten: Amerikanische Wissenschaftler beobachteten zehn Jahre lang 85000 kaffeetrinkende Krankenschwestern. Ergebnis des Großversuchs: Kaffeetrinken erhöht die Gefahr einer Herzerkrankung nicht. Wie so oft gilt jedoch: Die Dosis macht's! Mehr als drei Tassen Kaffee pro Tag sollten Sie nicht zu sich nehmen.

- Das Rezept für einen schlankmachenden Ingwertee: Pro Tasse einen Teelöffel frisch geriebenen Ingwer mit kochendem Wasser überbrühen. Der Ayurveda empfiehlt, bei Übergewicht täglich mehrere Tassen in kleinen Schlucken zu trinken.

Ernährungs-Joker für jeden Tag

Sehen Sie Abnehmen doch mal als Spiel – dann sichern diese Joker, dass Sie gewinnen werden! So geht's: Jeden Tag mindestens einen Joker ausspielen, also das tun, was auf den Feldern steht.

Sie können diese Seite auch mehrmals kopieren, die Joker ausschneiden und sammeln – dann sehen Sie bildlich vor sich, was Sie geleistet haben, und können stolz auf sich sein!

Trinken Sie heute vor und nach dem Essen jeweils eine Tasse schwarzen oder grünen Tee. Das bremst

a) den Appetit, kurbelt
b) die Kalorienverbrennung an und liefert
c) zellschützende pflanzliche Polyphenole.

Heute essen Sie mal NICHT auf! Lassen Sie von allem, was Sie zu essen bekommen, mindestens ein Viertel übrig. So trainieren Sie, auf Ihr Hungergefühl zu hören, statt etwas zu essen, nur weil es „da ist“ oder „weg muss“.

Scharf macht schlank, also heizen Sie Ihrem Stoffwechsel ein, mit Chili, Pfeffer, Ingwer, Zimt und Nelken!

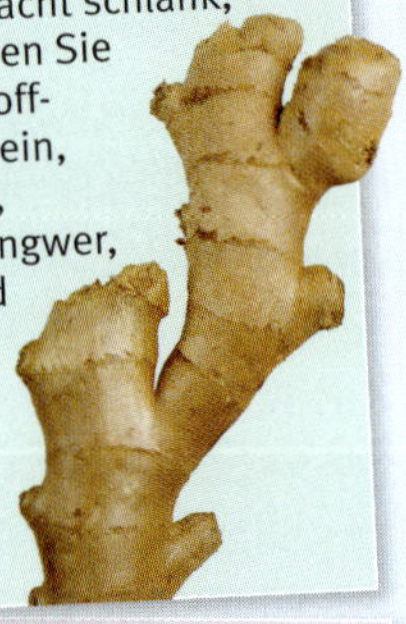

Fast Food macht fett. Deswegen gibt's heute nur „Slow Food“: Nehmen Sie mindestens vier Mahlzeiten ein, und gönnen Sie sich vor und nach dem Essen jeweils zehn Minuten Nichtstun. Denken Sie während des Essens ausschließlich ans Essen. Und schalten Sie das Handy aus!

Essen Sie heute etwas, das Sie noch nie zuvor probiert haben.

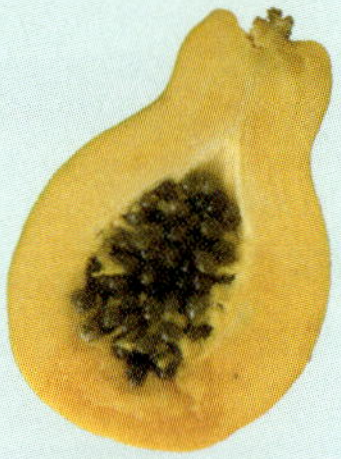

Frühstücken Sie anständig! Wer morgens ausreichend Kalorien bunkert, läuft tagsüber weniger Gefahr, einer Heißhunger-Attacke zu erliegen und sich mit Junk Food abspeisen zu lassen.

Essen Sie fünf große (jeweils mindestens 200 Gramm) Portionen Gemüse, Obst oder Salat. Da sind jede Menge Vitamine drin, und außerdem haben Sie dann keinen Platz mehr im Magen für die üblichen Kalorienbomber, die zwar schnell satt machen – aber auch schnell dick.

Heute essen Sie statt „leerer Kalorien“ (Zucker, Weißbrot, Limonade) mal „kalorienleere“ Sachen, Ballaststoffe nämlich: Kichererbsen, Linsen, Bohnen, Vollkorn- und Knäckebrot, Pilze, Artischocken, Fenchel, Papayas, Himbeeren …

Legen Sie heute beim Essen nach jedem Bissen Messer und Gabel weg. Konzentrieren Sie sich auf den Bissen, den Sie im Mund haben, und nehmen Sie das Besteck erst wieder zur Hand, wenn Sie runtergeschluckt haben.

Weg mit der Verstopfung!

Zu einem flotten Stoffwechsel gehört auch eine flotte Verdauung

Die häufigsten Ursachen für Verstopfung sind: zu geringe Flüssigkeitszufuhr, zu wenig Bewegung im Alltagsablauf, zu wenig Ballaststoffe, zu viel Eiweiß und zu hohe Kaloriendichte in der Nahrung, ein träger Stoffwechsel.

- Durch die ständige gleichmäßige Zufuhr von Ballaststoffen, ein kinderleicht durchzuführendes Bewegungsprogramm und einen natürlichen, harmonischen tagesablauflöst sich mit Bodynamics® dieses Problem meist von selbst.

Sie können eine bessere Verdauung jedoch zusätzlich durch bestimmte Yoga-Übungen unterstützen. Die beiden einfachsten sind Uddiyana Bandha, das Baucheinziehen, und Agnisara Dhauti, die Feuerspülung.

- Bitte beachten: Machen Sie diese Übungen nicht mit vollem Magen, also wenn Sie gerade gegessen oder große Mengen Flüssigkeit zu sich genommen haben, nicht, wenn Sie akute Entzündungen im Bauchraum haben oder erst kürzlich operiert wurden, und auf keinen Fall, wenn Sie eine IUP-Spirale tragen!

Info

Großputz im Gedärm

Mit Bodynamics® verschwindet Verstopfung meist binnen kurzem von selbst. Wenn Sie aber das Bedürfnis haben, erst einmal „alles loszuwerden“, ist die schonendste Methode ein Einlauf. Am einfachsten ist es, Sie kaufen sich ein Fix-und-fertig-Klistier in der Apotheke. Das sind kleine Säcke mit sterilem Wasser, komplett mit Schlauch, Einführstift und Gebrauchsanleitung.

Es gibt auch die Möglichkeit der oralen Hydrierung: Sie nehmen eine Substanz ein, die Wasser in den Stuhl transportiert. Dadurch kann er leichter ausgeschieden werden, und der erhöhte Wassergehalt erzeugt einen natürlichen Stuhldrang. Besser verträglich als die traditionell verwendeten Bittersalze (Glaubersalz) sind Polyethylenglycol-Präparate. Beides erhalten Sie in der Apotheke. Nehmen Sie keine Präparate ein, die die Stuhlentleerung durch Darmreizung erzwingen, wie Sennesblätter oder viele andere Kräuter und chemische Substanzen. Sie schädigen die empfindliche Darmschleimhaut, was zu bleibenden Gesundheitsproblemen führen kann.

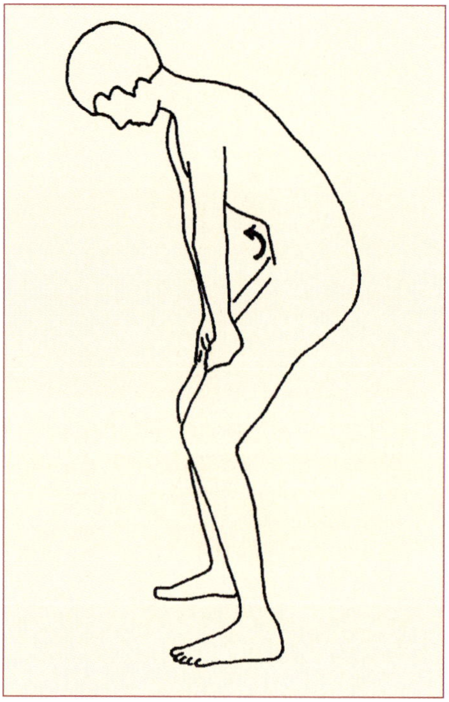

▲ Die „Bauchwelle“ massiert den Darm und beugt so Verstopfung vor.

Bauchübungen für Yoga-Einsteiger

Die Grundstellung ist bei beiden Übungen dieselbe: Stellen Sie sich locker hin, die Füße schulterbreit auseinander.

Gehen Sie etwas in die Knie, und stützen Sie sich mit beiden Händen auf den Knien ab. Der Rücken soll dabei eine gerade Linie bilden.

Atmen Sie ein paarmal locker und entspannt ein und aus.

Uddiyana Bandha (Bauchwelle)

1. Machen Sie einen Rundrücken.
2. Atmen Sie vollständig aus.
3. Ziehen Sie die Bauchdecke nach innen und oben, sodass ein Hohlraum entsteht.
4. Rollen Sie die Bauchdecke (ohne zu atmen) mehrmals von unten nach oben. Drücken Sie dazu zuerst die Muskeln des Unterbauchs nach innen und oben, dann die des Oberbauchs.
5. Atmen Sie tief ein, und richten Sie sich dabei auf.
6. Machen Sie ein paar entspannte Atemzüge, und beginnen Sie dann von vorn.

Drei- bis viermal wiederholen – das dauert nur wenige Minuten.

Der wahre Uddiyana Bandha sieht bei Schritt 4 eine fließende wellenförmige Bewegung der Bauchdecke vor, die von unten nach oben läuft und so den Darm massiert. Versuchen Sie's, es ist gar nicht so schwer! Noch einfacher ist es allerdings, wenn man die Bewegung schon einmal gesehen hat, noch besser, wenn man dem Übenden dabei die Hand auf den Bauch legen kann. Fragen Sie in einem Yoga-Studio, ob man Ihnen freundlicherweise diese Übung zeigt.

Indische Yogis können die Bauchwand auch von oben nach unten, von links nach rechts und im Kreis herum bewegen, aber das lassen wir erst mal ...

Agnisara Dhauti (Feuerspülung)

1. Halten Sie den Rücken flach.
2. Atmen Sie aus, bis etwa die Hälfte des Lungenvolumens entwichen ist.
3. Bewegen Sie dann, ohne weiterzuatmen, die Bauchdecke in schnellem Wechsel nach innen und außen.
4. Wenn Sie wissen, was „Hechelatmung" ist: Die Bauchdecke bewegt sich genauso, aber Sie atmen dabei nicht.
5. Wenn Sie merken, dass Sie wieder atmen wollen, atmen Sie tief ein und kraftvoll durch den Mund aus, während Sie den Oberkörper nach vorne sinken lassen.
6. Richten Sie sich beim erneuten Einatmen langsam auf.
7. Machen Sie ein paar entspannte Atemzüge im Stehen, und beginnen Sie dann wieder von vorn.

Auch Agnisara Dhauti sollte drei- bis viermal wiederholt werden.

- Uddiyana Bandha und Agnisara Dhauti sind umso wirkungsvoller, je stärker Ihre Bauchmuskeln sind. Wenn Sie das Gefühl haben, dass diese Übungen Ihnen gut tun, dann wäre es sinnvoll, die Bauchmuskeln zu kräftigen, zum Beispiel in einer Rückenschule, die von vielen Krankenkassen, Sportvereinen und Volkshochschulen angeboten wird. Das Allerwichtigste aber ist, dass Sie diese Übungen jeden Tag durchführen.

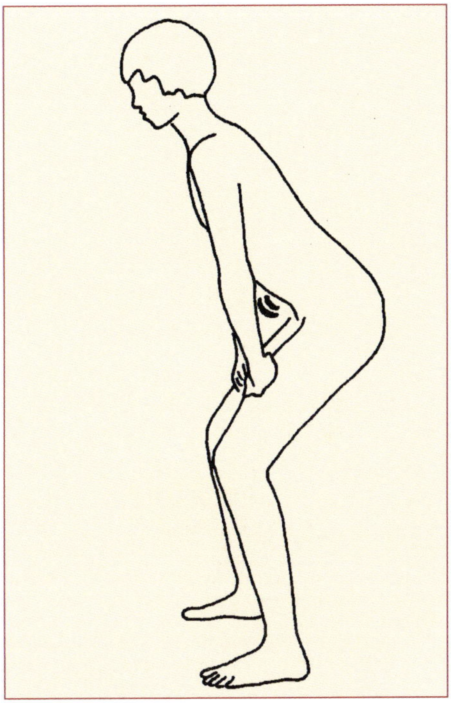

▲ Die „Feuerspülung" regt durch rhythmisches Pulsieren die Darmtätigkeit an.

Darmanregende Bauchmassage

Zum Abschluss empfiehlt sich eine kurze Bauchmassage:

1. Stellen Sie sich aufrecht hin, die Beine schulterbreit auseinander.
2. Legen Sie die Hände übereinander auf die rechte Bauchseite.
3. Streichen Sie jetzt mehrmals kreisförmig rechts nach oben und auf der linken Bauchseite nach unten.
4. Spüren Sie anschließend noch einen Moment den Empfindungen nach, die sich einstellen.

Alles zu seiner Zeit

Warum es nicht egal ist, wann Sie essen, arbeiten und schlafen

- Leben Sie in Harmonie mit Ihrem Biorhythmus. Das macht nicht nur das Leben einfacher, es hilft Ihnen auch dabei, schlank zu bleiben.

Wenn Ihre persönliche Leistungskurve auf dem Höhepunkt angelangt ist, gehen Ihnen auch schwierige Arbeiten leichter von der Hand. Zwingen Sie sich jedoch gerade dann zu Höchstleistungen, wenn Ihr Organismus auf „Pause" eingestellt ist, dann ist es nicht nur wahrscheinlich, dass Ihre Leistung nicht überragend sein wird, es führt auch zu einem Gefühl der Erschöpfung und Überforderung.

Für Ihren Stoffwechsel bedeutet das: Wenn Sie zu Ihren Bestzeiten Energie mit vollen Händen ausgeben und es an den Tiefpunkten des Tages ein wenig

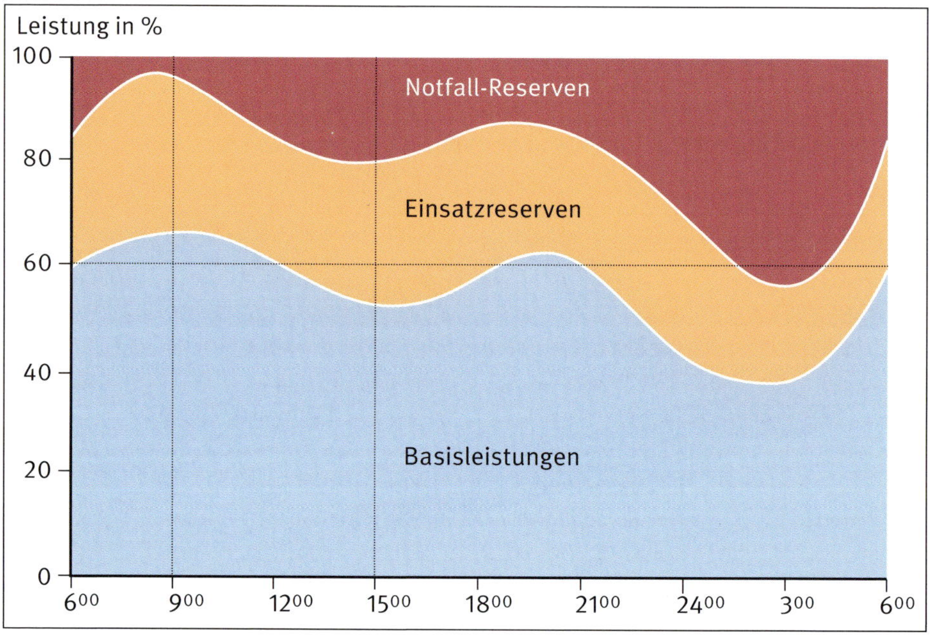

▲ Die Tageskurve der Leistungsbereitschaft. Dieselbe Leistung (60%-Linie) stellt um 9 Uhr eine Basisleistung dar. Um 15 Uhr muss man dafür schon die Einsatzreserven anzapfen.

langsamer angehen lassen, optimieren Sie Energiebereitstellung und damit auch Ihre Kalorienverbrennung.

Nutzen Sie die Höhepunkte

Bildlich kann man sich das vorstellen wie ein Feuer: Lodert es gerade hoch auf und Sie werfen Brennstoff hinein, dann wird nicht nur das Feuer noch mehr Hitze abgeben, sondern es wird auch sehr viel Brennstoff fast rückstandsfrei verschlingen. Werfen Sie hingegen dann Brennstoff ins Feuer, wenn es nur schwach glimmt, wird es nicht richtig brennen, es wird nur wenig Brennstoff verbrauchen, und es werden viele halb verbrannte Schlacken zurückbleiben.

- Aus diesem Grund legt die ayurvedische Gesundheitslehre Wert darauf, dass die Hauptmahlzeit mittags gegessen wird, weil Agni, das Verdauungsfeuer, dann am stärksten lodert.

Diese Empfehlung deckt sich mit den Erkenntnissen der modernen Ernährungsphysiologie. Immer wieder zeigte sich: Menschen, die nachts essen, zum Beispiel Schichtarbeiter, sind viel häufiger übergewichtig als Menschen, die ausschließlich tagsüber essen. Offenbar wird nachts die Nahrung nicht vollständig in Energie umgesetzt, weil der – auf Schlafen eingestellte – Stoffwechsel dafür zu träge ist.

Info

Schlaf macht schlank

Jeder zweite Erwachsene hierzulande liegt nachts wach, statt friedlich zu träumen. Ein Drittel der Deutschen wälzt sich sogar fast jede Nacht ruhelos hin und her, statt sich zu erholen. Frauen kämpfen mehr als doppelt so oft mit Schlafproblemen wie Männer, so das Ergebnis einer Studie des Max-Planck-Instituts für Psychiatrie in München.

Die normale Schlafdauer beträgt sechs bis neun Stunden. Lässt man junge Männer (im Labor) nur vier Stunden pro Nacht schlafen, wirken sie bereits nach sechs Wochen sichtbar gealtert, denn zwischen 0 und 4 Uhr ist die Zellteilung achtmal so aktiv wie mittags. Ohne Zellteilung keine Gewebserneuerung, ohne Gewebserneuerung schnelleres Altern und ein langsamerer, ineffizienter Stoffwechsel – mit den bekannten Folgen: Nahrungskalorien werden in Körperfett umgesetzt statt in Energie.

Studien der University of Westminster in London zeigen: Wer morgens vor 7.21 Uhr (so genau sind die Briten!) aufsteht, produziert mehr Stresshormone. Stresshormone führen ebenfalls zur verstärkten Einlagerung von Fett. Schlafen Sie daher so oft wie möglich morgens aus.

Das bringt uns zum Thema Schlaf: Natürlich läuft Ihr Stoffwechsel auch tagsüber nur dann auf vollen Touren, wenn Sie ausgeschlafen sind.

Traumhaft schlafen: Sieben Tipps

Wer nicht genug schläft, nimmt zu, durch gebremsten Glucose-Abbau in der Nacht und Heißhunger am nächsten Tag. Die meisten Menschen versuchen nämlich instinktiv, ihren Energiemangel auszugleichen, indem sie mehr essen. Der müde Organismus schaltet aber auf Sparflamme, sodass die Kalorien, die Sie zu sich nehmen, unvollständig verbrannt werden. Gehen Sie also rechtzeitig zu Bett, und sorgen Sie für erholsamen Schlaf. Die besten Tipps für seliges Schlummern:

1. Verbringen Sie die Mittagspause im Freien. Das „Schlafhormon" Melatonin wird bevorzugt bei Tageslicht gebildet (und wirkt dann in der nächsten Nacht).
2. Bewegung macht müde. Gut sind „friedliche" Sportarten wie Spazierengehen, Krafttraining oder (Stand-) Fahrradfahren, vor allem abends. Nicht gut: alles, was anstrengt oder aufregt.
3. Eine Stunde vor dem Schlafengehen nichts mehr trinken, 3 Stunden vorher keine schwere Mahlzeit mehr. Damit Sie nachts nicht mit Magenknurren aufwachen: Essen Sie abends Sachen, die länger vorhalten, wie Fleisch und Gemüse. Extra schlaffördernd wirken Feldsalat, Kopfsalat, Milch, Kartoffeln, Nudeln, Reis und Shiitake-Pilze. Mit reichlich Alkohol schläft man schneller ein, aber schlechter durch. Nach 17 Uhr keinen Schwarztee, Kaffee, Cola oder Guarana-Drink mehr.
4. Entspannungs-Rituale erleichtern das Einschlafen: Lesen, Musikhören, aufschreiben, was Sie morgen tun wollen (dann müssen Sie nämlich nicht mehr dauernd daran denken!). Tabu ist alles, was aufregt: Thriller im Fernsehen, Streitgespräch mit dem Schatz, ausrechnen, was die Steuer Ihnen abgeknöpft hat. Spätabends nicht mehr die volle Beleuchtung einschalten, sonst bleibt Ihre Körperuhr auf „Tag" gestellt. Optimal ist Punktlicht wie Tischlampen, Kerzen.

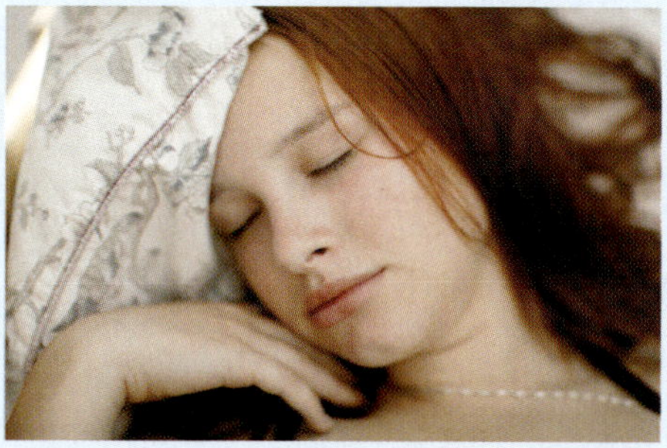

5. So heiß, wie Sie es ertragen können, duschen oder baden. Das wirkt muskelerschlaffend und ist daher besonders geeignet für verspannte Viel-Arbeiter!
6. Das Schlafzimmer sollte dunkel, ruhig, kühl und gut gelüftet sein. Wer vom Bett aus die Tür sehen kann, fühlt sich sicherer. Störend sind Fernseher, Computer, Telefon, grelle Farben, vor allem die „Aktivatoren" Rot und Gelb, das Bett im Durchzug zwischen Tür und Fenster.
7. Wenn Sie trotz allem nicht einschlafen können: Wälzen Sie sich nicht stundenlang genervt im Bett herum. Stehen Sie lieber wieder auf, und machen Sie irgendetwas Belangloses, bis Ihnen die Augen von selbst zufallen.

Hunger haben – satt sein

Mit Genuss und Gefühl: Lernen Sie, wieder normal zu essen

Der gute Rat: „Hören Sie auf zu essen, wenn Sie satt sind", scheitert bei vielen daran, dass sie vergessen haben, wie es sich anfühlt, satt zu sein. Nicht unkontrollierte Fressorgien, sondern ständige Selbstkasteiung und Appetitunterdrückung sind meist der Grund dafür. Ein schwerwiegender Verlust, denn hat der Körper erst einmal die Kommunikation zum Thema „Essen" eingestellt, woran soll man sich dann noch orientieren?

FALLGESCHICHTE

Sabine isst, bis sie satt ist

Sabine hat gerade eine Kürbissuppe, Lachsfilet mit Bratkartoffeln und Gemüse und (fast) eine Schale rote Grütze mit Sahne gegessen. Der Interviewer zeigt auf den Rest rote Grütze:

Das essen Sie nicht mehr?
Nein, jetzt bin ich satt.

Aber das sieht doch lecker aus ...
Sabine sieht ihn an, als sei er schwer von Begriff:
Ja, aber ich bin SATT.

Aber dann wird es weggeworfen!
Wollen Sie damit sagen, es ist besser, wenn ich den Müllschlucker spiele?!

Nach der Portion kommt es jetzt auch nicht mehr darauf an. ...
Sie hören sich an wie meine Mutter! Ich esse, wenn ich Hunger habe, so viel, bis ich satt bin. Und sonst nichts. Kapiert?

Sie essen nur, wenn Sie hungrig sind?
Was sind Sie für ein Komiker? Warum soll ich denn sonst essen?

Weil's schmeckt?
Wenn ich Hunger habe, schmeckt's mir doch erst recht!

Sie essen nie, weil Sie, zum Beispiel, einen schlechten Tag hatten?
Mann, ich esse IMMER, ob ich einen schlechten Tag hatte oder nicht! MEHR esse ich höchstens, wenn's besonders anstrengend war im Job. Da brauch ich ja dann auch mehr Treibstoff, das ist ja auch klar, oder?

Sabine ist normalgewichtig und hat noch nie eine Diät gemacht. Zwischendurchessen ist bei ihrem stressigen Job als Börsenmaklerin nicht möglich; sie isst aber mindestens drei volle Mahlzeiten am Tag.

Die Signale des Körpers wieder wahrnehmen

„Je mehr der Hunger unterdrückt und aus der Wahrnehmung ausgeblendet wird, desto schwieriger wird es, den normalen Sättigungspunkt zu finden", sagt der Verhaltensmediziner Dr. Martin Mittwede. „Da über das ständige Diäthalten keine Erfahrungen mit Sättigung mehr gesammelt werden können, fällt es schwer, in einer Situation des Mehressens rechtzeitig aufzuhören."

Das zeigt sich besonders augenfällig im „Trickteller- Experiment": Dicke und Dünne bekommen Suppe vorgesetzt. Was sie nicht wissen: Über einen Schlauch auf dem Tellergrund wird ständig Suppe nachgepumpt. Normalgewichtler fangen nach etwa einem Teller voll an, das eigenartig zu finden, und hören auf zu essen. Dicke hingegen essen bis zu fünf Tellervolumen, ohne darauf zu reagieren, dass da etwas nicht stimmt.

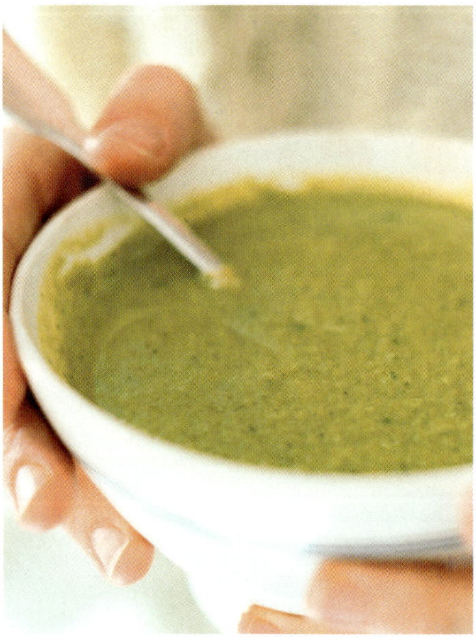

▲ Löffeln Sie solange, bis Sie satt sind – oder bis der Teller leer ist?

Der Versuchsleiter Dr. Thomas Ellrott von der Ernährungsphysiologischen Forschungsstelle der Universität Göttingen erklärt das so: „Dünne sind körperorientiert, Dicke hingegen ergebnisorientiert. Die einen essen, bis sie satt sind, die andern, bis der Teller leer ist."

Bringt es also etwas, Kalorien zu zählen? Nein – das ist viel zu ergebnisorientiert. „Sie sollten sich alle Rituale der Diätmentalität abgewöhnen", mahnt auch Debra Waterhouse, Ernährungsspezialistin aus San Francisco, „wie das tägliche Wiegen und das Kalorienzählen. Sie sind nicht automatisch ‚gut', nur weil Sie mit weniger als 1200 Kalorien am Tag ausgekommen sind!"

Dünne essen anders

Umfragen unter „Naturdünnen" haben ergeben, dass sie nur essen, was ihnen schmeckt, ohne Rücksicht darauf, wie viele Kalorien es enthält. Sie speisen genüsslich und verbinden mit Essen angenehme Gefühle. Es ist unter anderem diese positive Einstellung zum Essen, die Schlanke schlank hält!

- Geben Sie Ihrem Körper, was er braucht: gutes Essen in ausreichender Menge und zum richtigen Zeitpunkt – nämlich dann, wenn Sie Hunger haben. Und nur dann!

Finden Sie wieder heraus, wie es sich anfühlt, Hunger zu haben: Essen Sie ein paar Stunden lang nichts. Nicht, weil Sie Diät halten. Sondern weil Sie auf ein ganz bestimmtes Gefühl warten, ein körperliches Signal, das Ihnen sagt: „Meine Energiereserven sind zu Ende, bitte nachtanken!" Lernen Sie dieses Gefühl zu unterscheiden von „Ich esse etwas, weil mir langweilig ist" oder „weil es gerade daliegt". Warten Sie, bis Sie Hunger haben. Und dann essen Sie. Ganz langsam. Mit Genuss. Ohne Schuldgefühle. So lange, bis Sie satt sind. Nicht voll gestopft. Nicht auf 1200 Kalorien. Sondern bis Sie sich zufrieden fühlen und Ihr Körper sagt: „Okay, jetzt reicht's wieder für die nächsten vier Stunden".

- Denken Sie immer daran: Essen dient dazu, Sie satt und zufrieden zu machen, wenn Sie Hunger haben. Nicht dazu, sich zu belohnen, zu trösten oder Ärger „runterzuschlucken", wenn Sie Probleme haben. Mehr dazu im nächsten Kapitel!

Info

Vier Techniken, um wieder normal essen zu lernen

Technik 1: Hungrig oder nicht?
Wenn Sie zwischen den Mahlzeiten hungrig werden, trinken Sie ein Glas Wasser, und warten Sie 10 Minuten. Überlegen Sie inzwischen, ob Sie nicht eigentlich etwas ganz anderes brauchten: eine Nase voll frischer Luft, ein Schwätzchen, eine Pause?

Technik 2: Nur essen. Nicht lesen, nicht fernsehen, nicht Akten wälzen oder Computerdaddeln. Nur essen. Dazu gehören noch zwei Spielregeln: Nur im Sitzen essen, und nur an einem bestimmten Platz. Im Beruf ist das die Kantine, zu Hause der Esstisch. Müssen Sie improvisieren, zum Beispiel unterwegs, dann richten Sie wenigstens symbolisch einen Essplatz ein, mit einer Serviette etwa, die Sie als Tischtuch benutzen.

Technik 3: Nicht bunkern. Horten Sie keine Nahrungsvorräte zu Hause oder am Arbeitsplatz. Wovor haben Sie Angst? Dass morgen eine Hungersnot ausbrechen könnte?

Technik 4: Konzentrieren Sie sich auf die ersten drei Bissen. Danach fangen Ihre Geschmacksknospen nämlich an, sich zu langweilen. So sind Sie auch mit einer kleineren Portion zufrieden.

20 Fragen: Testen Sie Ihr Essverhalten

Essen Sie mit Genuss, ohne Angst, Schuldgefühle oder Zwang? Oder ist Essen für Sie bereits zum Problem geworden, das Ihr Denken beherrscht und Ihr Leben einengt? Machen Sie den Test: Kreuzen Sie alles an, was auf Sie zutrifft.

1. ☐ Ich habe schon lange keinen Hunger mehr gehabt.
2. ☐ „Satt" bin ich nie – ich fühle mich entweder unzufrieden oder voll gestopft.
3. ☐ Wenn ich nur dünner wäre, dann wäre mein Leben viel einfacher und schöner.
4. ☐ Ich esse oft, um mich aufzuheitern, zu beruhigen oder zu trösten.
5. ☐ Die Leute finden mich fett, sie sagen es nur nicht.
6. ☐ Manchmal kriege ich gar nicht mit, dass ich etwas gegessen habe; das merke ich erst, wenn es plötzlich weg ist.
7. ☐ Ich kontrolliere regelmäßig mein Gewicht.
8. ☐ Ich esse häufig weiter, wenn ich eigentlich schon genug habe.
9. ☐ Wenn ich immer äße, wenn ich Lust dazu habe, würde ich sehr dick werden.
10. ☐ Ich trage am liebsten Kleider, die meinen Körper verstecken.
11. ☐ Es gibt „gute" und „schlechte" Lebensmittel oder zumindest „erlaubte" und „verbotene" in meinem Ernährungsplan.
12. ☐ Der Gedanke, dass mich jemand nackt sehen könnte, ist mir unerträglich.
13. ☐ Wenn ich etwas gegessen habe, quälen mich danach oft Schuldgefühle.
14. ☐ Ich traue mich nicht, auch nur eine Praline zu essen, weil ich fürchte, ich könnte sonst völlig die Beherrschung verlieren.
15. ☐ Ich habe schon viele Diäten ausprobiert.
16. ☐ Ich finde meinen Körper im Vergleich zu anderen hässlich und unförmig.
17. ☐ Mit Freunden zusammen esse ich normal, aber wenn ich allein bin, versuche ich, gar nichts zu essen, oder aber ich stopfe mich voll, bis ich nicht mehr kann.
18. ☐ Die ganze Zeit muss ich nur ans Essen denken.
19. ☐ Ich schäme mich, dass ich so ein Fresssack bin.
20. ☐ Meine Mahlzeiten zu planen dauert ziemlich lange, weil ich berücksichtigen muss, was ich nicht essen darf bzw. was ich essen soll, und gesund soll es ja auch sein.

Fünf Punkte oder weniger: Sie haben ein vernünftiges und gelassenes Verhältnis zum Essen und zu Ihrem eigenen Körper.
Sechs oder mehr Punkte: Essen, eigentlich ein angenehmer Vorgang, ist offenbar zum Problem für Sie geworden. Haben Sie Frage 3, 5, 10, 12 und 16 angekreuzt, dann ist auch Ihr Verhältnis zum eigenen Körper beeinträchtigt. Ist Ihre Beschäftigung damit, was, wann und wie viel Sie essen, vielleicht nur ein Vorwand, um sich nicht mit anderen Problemen auseinandersetzen zu müssen?

Essen als Ersatzbefriedigung ...

... Diät statt Problemlösung oder: Essen ist einfach, Leben ist schwer

Eine – auch nur ansatzweise – Auseinandersetzung mit den psychischen Gründen für Übergewicht würde den Rahmen dieses Buches sprengen, aber vielleicht können Ihnen die folgenden Überlegungen zumindest als Denkanstoß nützlich sein.

Essen ist eine simple Sache, ein menschliches Grundbedürfnis, das im Zeitalter der Supermärkte leicht zu befriedigen ist. Weit leichter als andere Grundbedürfnisse: nach Liebe, Verständnis, Anerkennung. Nach Geborgenheit. Nach Glück. Nach Erfolg.

Werden diese schwer zu befriedigenden Bedürfnissse nicht erfüllt, dann stehen Ihnen – vereinfacht gesagt – zwei Möglichkeiten zur Verfügung: Sie können sich abrackern, um Ihr Ziel doch noch zu erreichen. Das ist nicht nur mühsam, es ist häufig auch mit Schmerz und Enttäuschung verbunden, weil man dafür andere Ziele aufgeben muss, weil es, wenn man es schafft, doch nicht so ist, wie man es sich erträumt hatte, oder weil es so lange dauert, dass man die Lust daran verliert. Und es ist riskant, denn es könnte ja sein, dass es doch nicht klappt, und dann haben Sie vergebens geschuftet, Gefühle, Kreativität, Lebenszeit umsonst investiert. Die andere Möglichkeit: Sie weichen auf eine leicht zu beschaffende Ersatzbefriedigung aus – Alkohol, Drogen, Arbeit, Essen. Das ist zwar nicht wirklich das, was Sie wollen oder brau-

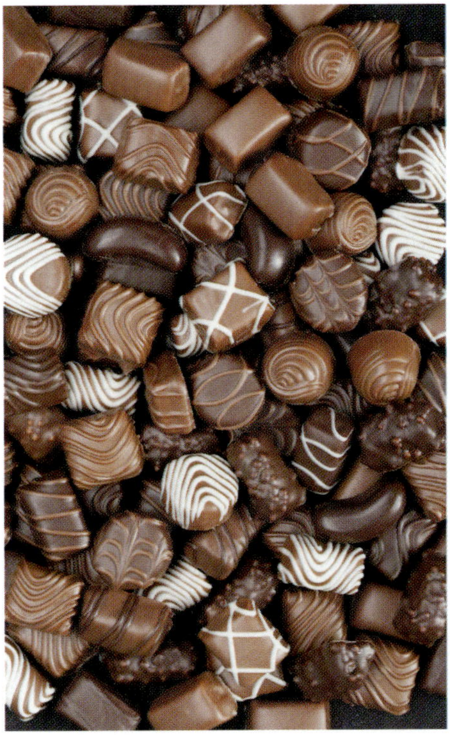

▲ Pralinen futtern statt Probleme lösen? Kann nicht klappen ...

Info

Stress macht Frauen dick

Eigentlich müsste Stress ja dünn machen – bei der Hetze und der vielen Arbeit. Zumindest bei Männern funktioniert das auch so: Sie schütten unter Stress vermehrt Katecholamine aus. Das sind Hormone, allen voran das Adrenalin, die mit Aggression, Angriff und psychischen Verarbeitungsreaktionen verknüpft sind. Katecholamine wirken außerdem appetithemmend, stark stoffwechselbeschleunigend und fettmobilisierend. Fettdepots am Bauch, eine vorzugsweise männliche Form, sprechen darauf auch noch deutlich stärker an als Fettdepots der vorwiegend weiblichen Form an Hüfte und Oberschenkeln.

Frauen hingegen schütten unter Stress vermehrt Cortisol aus, ein Hormon, das den Appetit anregt und die Einlagerung von Fett in Körperdepots begünstigt.

Diese verschiedenen Formen der Stressbewältigung sind offenbar nicht rein körperlich bedingt: Wer seinen Ärger runterschluckt, statt ihn zu äußern, wer Konflikten ausweicht, statt sie zu lösen, der produziert in Stresssituationen auch eher Cortisol statt Adrenalin. Das ist – zunächst – geschlechtsunabhängig. Da Frauen aber weit häufiger defensiv als aggressiv auf Stress reagieren, ergibt sich statistisch das Bild vom „Frauen-Hormon" Cortisol.

chen, aber es hat zwei große Vorteile: Es geht einfach und schnell, und Sie müssen nichts riskieren.

- Welche Rolle spielt dabei die Diät? Diät gilt meist als „Gegenmittel" zum Zu-viel-Essen, ist aber – psychologisch gesehen – nur die Kehrseite der Medaille.

Essen im Übermaß täuscht nicht nur über bestehende Probleme hinweg, es schafft auch neue: Heute, wo Schlanksein Pflicht ist, fühlen Übergewichtige sich oft hässlich und ausgegrenzt. Das – selbst geschaffene – Problem „Übergewicht" kann aber, im Gegensatz zu den zugrunde liegenden Persönlichkeitsproblemen, bewältigt werden: durch Diät.

- So führt die Ersatzbefriedigung Essen zum Ersatzproblem Übergewicht und von dort zur Ersatzlösung Diät.

Das könnte ein wichtiger Grund dafür sein, dass so viele Abspeck-Kuren keinen dauerhaften Erfolg bringen: Was der Übergewichtige braucht, ist nicht der Zustand des Schlankseins, sondern der Vorgang des Abnehmens. Bliebe er auf Dauer schlank, dann würde das psychische Gebäude der Ersatzhandlungen, die inzwischen zum Lebensinhalt geworden sind, zusammenbrechen. Das ist ein Risiko, das die meisten Übergewichtigen nicht einzugehen wagen

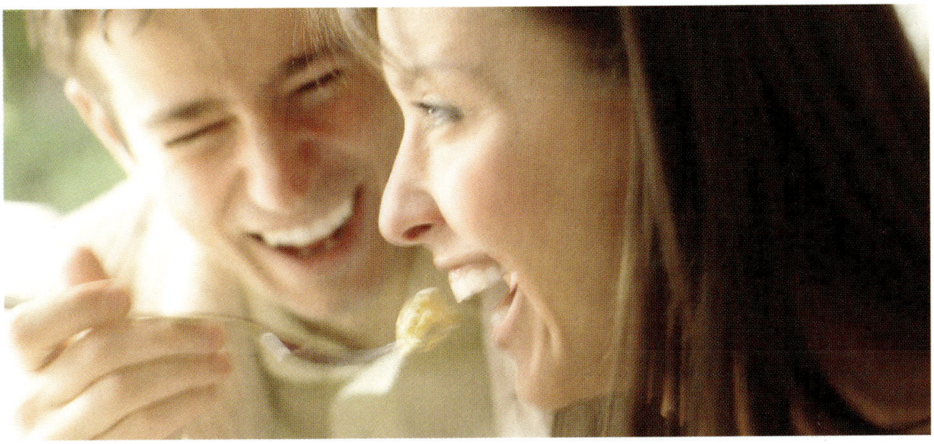

▲ Essen ist für die meisten von uns eng mit Wärme und Zuwendung verknüpft

„Essen ist eine fundamentale Form der Kontaktaufnahme mit der Umwelt“, sagt der Verhaltensmediziner Dr. Martin Mittwede. Wer das Aufnehmen und Sich-Einverleiben von Nahrung als Ersatz für andere Bedürfnisse benutzt, steht in der Gefahr, nach einer Gewichtsreduktion wieder zuzunehmen.“ In der Tat: „Langfristig, über einen Zeitraum von 3, 5, oder 10 Jahren, können weniger als zehn Prozent der Adipösen ein gegenüber den Ausgangswerten auch nur geringfügig vermindertes Körpergewicht halten“, bestätigt Dr. Gülin Tunali von der Medizinischen Klinik Passau.

Was tun? Zum Glück ist Dicksein kein Schicksal – wie, was und wie viel man isst, hängt von erlernten Verhaltensmustern ab, die sich auch wieder verlernen lassen. „Erfolgreiche Gewichtsreduktion und -stabilisierung erfordern einen komplexen Änderungsprozess auf mehreren Verhaltensebenen“, erläutert Dr. Tunali. „Übergewichtige sollten daher motiviert werden, an Abnehmkursen mit psychosozialer Kompetenz, die fast überall angeboten werden, teilzunehmen.“

Natürlich hat nicht jeder Übergewichtige ein Seelenproblem – manche haben nur ungünstige Ernährungsgewohnheiten: Sie essen zu viel, zu fett, zu hastig, haben keine Lust zum Kochen, zu wenig Wissen über gesunde Ernährung. In diesem Fall ist Ihr Problem gelöst – Sie haben ja jetzt Bodynamics®!

Oder hindert Sie ein tiefer liegendes Problem am Abnehmen, oder besser gesagt, am Schlank-Sein? Der „Essverhaltens-Test“ am Anfang dieses Kapitels kann dazu einen ersten Anhaltspunkt geben!

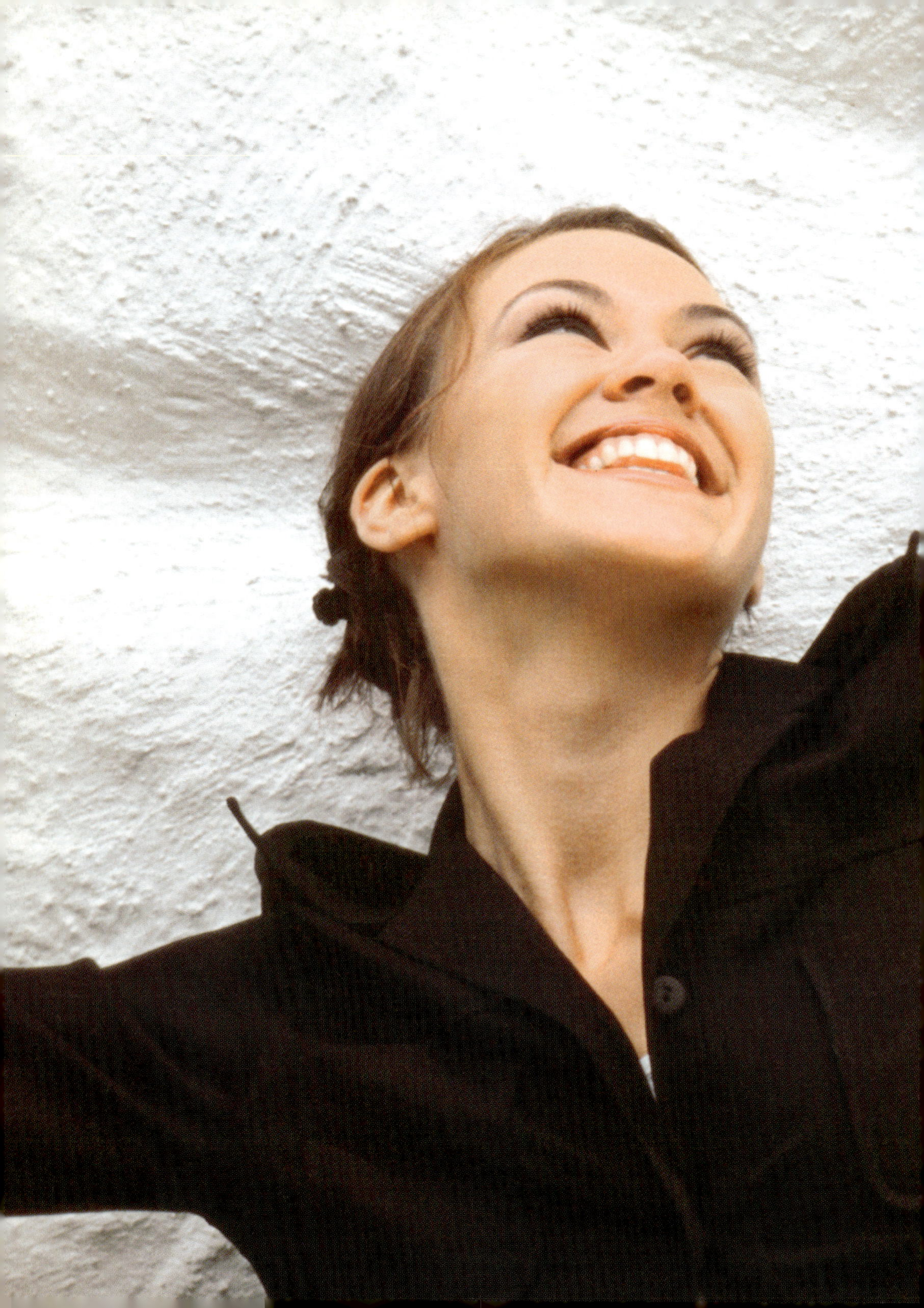

Bewegung ins Leben bringen

In diesem Kapitel erfahren Sie, wie Sie mit minimalem Aufwand maximale Fitness erreichen und wie mehr Muskeln zu weniger Fett führen.

Warum Bewegung wichtig ist

Nicht (nur) zum Schlankwerden: Bewegung ist ein Grundbedürfnis

Bewegung ist DIE Methode schlechthin, den Stoffwechsel anzuregen. Unglücklicherweise wurde in der Vergangenheit Bewegung oft mit kalorienreduzierter Diät kombiniert. Das ist, als ob Sie beim Autofahren gleichzeitig Gas geben und auf die Bremse treten: Bewegung beschleunigt den Stoffwechsel, Unterernährung bremst ihn. Das kann nicht klappen. Und es ist für Sie genauso schlecht wie gleichzeitiges Gasgeben und Bremsen für Ihr Auto.

FALLGESCHICHTE

Isabels (Spazier-) Weg zur Idealfigur

Isabel ist Ernährungsberaterin, wog aber – nach eigenen Berechnungen – in den letzten 15 Jahren immer 20 Kilo zu viel. Seit einem Jahr macht sie ein Bewegungsprogramm, seit zwei Monaten ist sie normalgewichtig.

Isabel, haben Sie durch eine Schlankheitsdiät so abgenommen?
Fangen Sie mir ja nicht mit Diät an! Dadurch hab ich noch nie auch nur ein Gramm abgenommen, jedenfalls nicht für dauernd!

Was war es dann?
Bewegung! Nur Bewegung!

Und was für eine Sportart?
Nee, 'tschuldigung, aber Sport ist nicht drin. Wissen Sie, gerade haben Forscher herausgefunden, dass es manchen Menschen besonders schwer fällt, sich zu irgendwelchem Sport aufzuraffen. (Anm. d. Verf.: Diese Aussage ist korrekt.) Sie empfinden jeden zusätzlichen Schritt als Zumutung und würden sich am liebsten den ganzen Tag faul im Sessel räkeln. Ich darf das sagen, denn ich bin selbst ein absoluter Faulpelz. Sportarten wie Squash oder Marathonlauf bricht mir schon beim Zuschauen der kalte Schweiß aus.

Was machen Sie denn dann?
Sie werden's nicht glauben: Ich gehe zu Fuß zur Arbeit. Dauert – einfach – eine Dreiviertelstunde, macht pro Tag anderthalb Stunden. Ich geh meistens recht flott, denn ich komme morgens schwer aus dem Bett.

Und das reicht?
Isabel zieht ihre Jacke aus und zeigt auf das eingenähte Schild.
Sehen Sie das? Größe 38! Vor einem Jahr hatte ich Größe 44. Noch Fragen?!

- Viel logischer ist es doch, zwei Stoffwechsel anregende Methoden miteinander zu kombinieren: Viel essen plus viel Bewegung.

Viel essen regt Ihre Verdauung an, das heißt Magen, Darm, Leber, Galle, Nieren. Diese Organe brauchen Blut und Sauerstoff, also wird die Herz- und Lungentätigkeit verstärkt. Ein rascherer Stoffwechsel führt, bei optimaler Versorgung mit Nährstoffen (erinnern Sie sich: Sie essen viel, und Sie essen gut), zu einem schnelleren Zellregenerationszyklus. Was Sie davon haben? Außer einer schlankeren Figur auch schönere Haut, strafferes Bindegewebe, ein leistungsfähigeres Immunsystem. Unter anderem. Die Chancen sind groß, dass Sie auch weniger Altersbeschwerden haben werden, aber das wird sich erst später herausstellen. Die anderen Wirkungen hingegen werden Sie schon nach wenigen Monaten sehen.

- Natürlich ist es nicht egal, WAS Sie essen. Ihre Ernährung muss darauf abzielen, Ihren Stoffwechsel anzukurbeln. Wie das geht, steht in den Kapiteln „Mehr essen, weniger wiegen“ und „Eine Woche Dynamik pur“.

Der zweite Teil des Stoffwechsel-Tunings: Bewegung. Bewegung ist der Schlüssel zu einem besseren Leben. Wenn Sie sich ausreichend bewegen, wird nicht nur Ihr Körper fitter, schlanker und gesünder. Viele wissenschaftliche Studien beweisen, dass körperliche Bewegung auch geistig beweglicher und leistungsfähiger macht.

- Auch die Stimmung verbessert sich: Sie werden fröhlicher, gelassener und wesentlich stressresistenter.

Alles bekannt? Sie bewegen sich aber trotzdem nicht gerne, auf alle Fälle nicht genug? Schauen wir uns einmal die häufigsten Gründe an, die für diese ablehnende Haltung genannt werden:

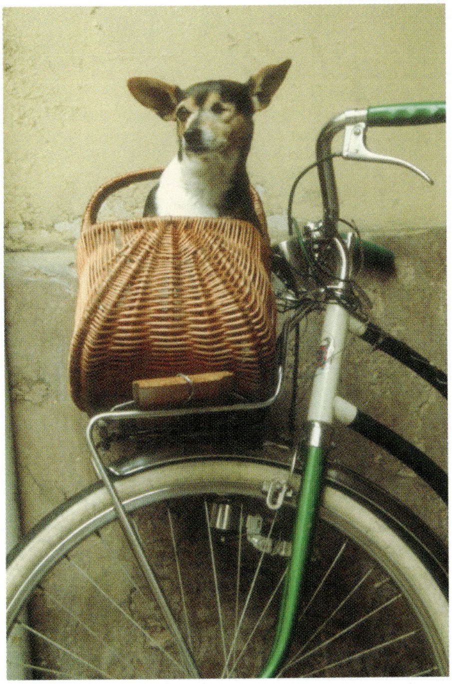

▲ Chauffiert werden ist bequemer – selber laufen wäre allerdings gesünder ...

Info

Sport heizt den Stoffwechsel an

Sportwissenschaftler der amerikanischen Tufts University stellten fest, dass ein Mensch, der dreimal pro Woche eine halbe Stunde lang ein leichtes Ausdauertraining, zum Beispiel Walking, macht, das jeweils je ca. 200 Kilokalorien verbraucht, jeden Tag dreihundert Kilokalorien mehr essen kann, ohne zuzunehmen.

600 kcal Trainingsverbrauch pro Woche entsprechen also 2100 kcal mehr Nahrungskalorien.

Der Grund: Der Ruhe-Grundumsatz, ein Maß für die Stoffwechselaktivität, erhöht sich durch das Training um durchschnittlich acht Prozent, und zwar durchgehend, auch dann, wenn gerade nicht trainiert wird.

- „Dieses ganze Bewegungs-Gerede ist eine reine Modeerscheinung. Früher haben sich die Leute ja auch nicht bewegt und waren trotzdem gesund!“

Fangen wir mit der zweiten Behauptung an. Noch Ende des 19. Jahrhunderts – also kurz vor der Einführung des Autos – legte der Durchschnittsbürger pro Tag etwa 20 Kilometer zu Fuß zurück. In Worten: ZWANZIG! Klingt viel? Überlegen Sie mal, wie schnell Sie das beisammen hätten, wenn Sie überallhin zu Fuß gingen. Zur ersten Behauptung: Ein Mensch kann einen Hirsch zu Tode hetzen. Zu Fuß! Für diese Art von Bewegung wurde das „Fahrgestell“ des Menschen entwickelt – er ist von Natur aus ein Dauerläufer.

Doch der Mensch ist unglaublich anpassungsfähig. Es stimmt, dass er auch mit viel weniger Bewegung überleben kann. Bei weniger als 30 Minuten kontinuierlicher Bewegung am Tag allerdings ist Schluss: Dann macht sein wichtigster Muskel schlapp, das Herz nämlich.

- Ein weiterer oft gehörter Grund dafür, sich nicht zu bewegen: „Ich trau mich in keinen Fitnessclub, wo ich als Übergewichtiger behandelt werde wie ein Aussätziger, und klapperdürre Möchtegern-Models Übungen vorturnen, die für mich völlig unmöglich nachzumachen sind.“

Dieser Einwand ist leider berechtigt. Gerade die, die mehr Fitness am nötigsten hätten, werden von den meisten Fitnessclubs am schlechtesten betreut, sowohl von der Art des Trainings als auch vom Psychologischen her.

Hinzu kommt: Auch viele Sportarten, die man allein durchführen kann, zum Beispiel Jogging, sind für schwer Übergewichtige als Einstieg nicht geeignet. Die Anfangsbelastung für Gelenke und Herz-Kreislauf-System ist einfach zu hoch. Aber spazieren gehen kann wirklich jeder, und das ist ein sehr guter Einstieg. Täglich eine Stunde genügt.

- Da kommt meist gleich der nächste Einwand: „Was?! Das verbraucht doch nur 380 kcal! Eine Tafel Schokolade, und alles war für die Katz!"

Diese Milchmädchenrechnungen à la: „Eine Stunde Bewegung verbraucht soundsoviele Kalorien, also darf ich danach eine Tafel Schokolade essen oder zwei Bier trinken", können Sie getrost vergessen.

Wenn Sie sich regelmäßig bewegen, stellt Ihr Stoffwechsel sich nach einer Weile darauf ein, dass immer wieder eine bestimmte Energiebereitstellung von ihm verlangt wird. Damit Sie, wenn Sie Energie brauchen, auch sofort welche abrufen können, fährt Ihr Körper alle Systeme hoch – die gesamte Art und Weise, wie er Energie bereitstellt, wird generalüberholt.

Kurz gesagt: Er mausert sich von einem trägen Zweitakter zu einem Turbo-Zwölfzylinder. Und zwar nicht nur, während Sie trainieren, sondern immer. Wenn Sie am Schreibtisch sitzen, vor dem Fernseher und im Bett. Immer. Und das verbraucht wesentlich mehr Kalorien, als in dieser lächerlichen Tafel Schokolade sind. Mehr dazu im Kapitel „Schlank im Schlaf"!

- Und jetzt noch der allerhäufigste Einwand: „Wo soll ich bitte täglich eine volle Stunde zusätzlich hernehmen? Eine Stunde jeden Tag, das sind sieben Stunden in der Woche – ein ganzer zusätzlicher Arbeitstag!"

Stimmt. Eine Frage: Wie viel Zeit verbringen Sie jeden Tag vor dem Fernseher? Okay, das war jetzt unfair. Es ist wahr, dass Sie nicht von selbst schlank werden. Sie müssen tatsächlich etwas dafür tun.

Andererseits: Vielleicht macht es Ihnen ja sogar Spaß? Probieren Sie's einfach aus! Das Bodynamics®-Bewegungsprogramm kann jeder. Sie auch.

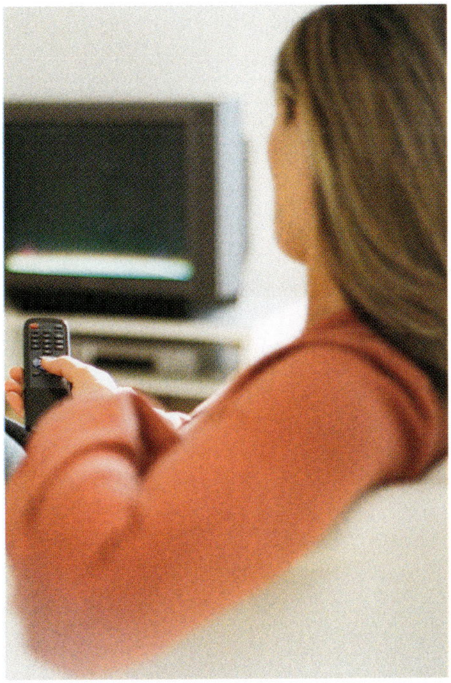

▲ Statt 3,5 Stunden Fernsehen (deutscher Durchschnitt) eine Stunde Laufen!

Fünf beliebte Fitness-Fabeln

Das Reich der Mythen und Märchen beschränkt sich nicht auf Kindergärten, Marionettentheater und Anglerstammtische. Auch in Aerobic-Hallen und Fitnesscentern kursieren jede Menge Halbwahrheiten und Erfindungen.

1. Das Märchen von Aller-Anfang-ist-schwer: „Je schlechter der Anfangszustand, desto länger dauert es, bis man einen Erfolg sieht."
Wahrheit: Je schlechter der Anfangszustand, desto einschneidender sind die Erfolge, die man schon mit ein bisschen Training erzielen kann. Spitzensportler trainieren oft Monate daran herum, noch eine Hundertstelsekunde schneller zu werden – ein Bürohocker kann seine Laufgeschwindigkeit in nur drei Monaten mehr als verdoppeln! Auch der gesundheitliche Nutzen ist am Anfang am größten.

2. Das Märchen vom schwitzenden Schwächling: „Wer viel schwitzt, hat keine Kondition."
Wahrheit: Durch mehr Aktivität lernt der Körper, sich wirksamer abzukühlen. Durchtrainierte Sportler schwitzen mehr als Couch Potatoes, verlieren dabei aber weniger Salze. Auch diese zu reabsorbieren, bevor der Schweiß aus den Schweißdrüsen an die Hautoberfläche tritt, lernt der Körper. Es gibt tatsächlich Situationen, in denen Schwitzen ein Warnzeichen ist, der „kalte Schweiß" etwa, der ohne körperliche Anstrengung ausbricht und ein Begleitsymptom von nervösen Störungen, Hormonschwankungen oder Vergiftungen ist. Mit dem normalen Schwitzen beim Sport hat das aber nichts zu tun.

3. Das Märchen von der Diät: „Um schlank zu werden, muss man trainieren und gleichzeitig Kalorien einsparen."
Wahrheit: In einer Untersuchung des amerikanischen Baylor Medical College an übergewichtigen Erwachsenen stellte sich heraus, dass Diät der schlechteste und körperliche Anstrengung offenbar der einzige Weg ist, dauerhaft an Gewicht zu verlieren. Die Testpersonen wurden in drei Gruppen eingeteilt: nur Diät, Diät mit Training, nur Training. Das Programm lief ein Jahr, ein weiteres Jahr später wurde der Langzeiterfolg überprüft.

Ergebnis: Ausschließlich den Testpersonen in der Nur-Training-Gruppe war es gelungen, langfristig ihr neues, geringeres Gewicht zu halten. Sogar Training und Diät zusammen funktionierten schlechter – offenbar führt die Frustration, die mit jeder Art von kalorienarmer Diät einhergeht, bei den meisten Menschen dazu, dass sie ihre Diät irgendwann gründlich „satt haben" und wieder richtig reinhauen. Chronischer Kalorienmangel führt außerdem dazu, dass der Stoffwechsel auf „Sparflamme" schaltet, um wertvollen Brennstoff zu horten. Dann kann man das Abnehmen vollends vergessen – trotz Diät. Körperliche Belastung hingegen beschleunigt den Stoffwechsel, nicht nur während des Trainings,

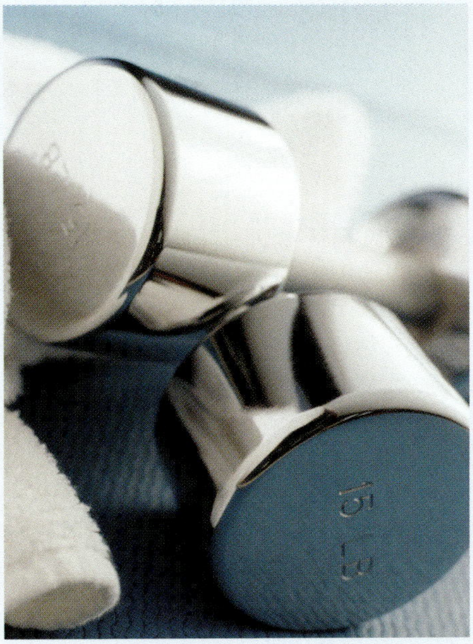

▲ Jeder findet irgendwann "seinen" Sport – man muss nur danach suchen!

sondern durchgehend und dauerhaft. Sport baut Muskeln auf, und da Muskelzellen – sogar im Ruhezustand! – mehr Kalorien verbrennen als Fettzellen, kann man umso mehr essen, je mehr Muskeln man hat. Ohne zuzunehmen, versteht sich.

4. Das Märchen vom Alter: „Die meisten Sportarten, besonders Konditionstraining und Gewichtheben, sind nur etwas für junge Leute."
Wahrheit: Es gibt keinen Grund, irgendeine Sportart nicht in irgendeinem Alter zu machen. Gewichtheben ist für ältere Menschen sogar besonders wichtig. Es verhindert den Muskelabbau und stärkt die Knochen, beugt so Einschränkungen der Beweglichkeit und Osteoporose vor. Neue Forschungsergebnisse weisen darauf hin, dass der körperliche Abbau im Alter eher psychische Gründe hat: Ältere Menschen bewegen sich weniger und werden „behäbiger", deshalb schrumpfen ihre Muskeln – und nicht andersherum. Eine Studie der amerikanischen Tufts University belegt, dass ältere Patienten (manche davon in den Neunzigern), die dreimal wöchentlich ein Krafttraining absolvierten, ihre Körperkraft mehr als verdoppelten. Auch Gleichgewichtssinn und Beweglichkeit verbesserten sich deutlich.

5. Das Märchen vom Masochismus: „Nur wenn man sich nach dem Training völlig ausgepumpt fühlt und einem alles weh tut, bringt es wirklich was."
Wahrheit: Die schlimmste Fitness-Lüge von allen. Nach dem Training sollte man sich erholt und zufrieden fühlen, nicht misshandelt und fertig. Wer ganz von vorn anfängt, für den ist es normal, sich die ersten ein bis zwei Wochen nach dem Training ein wenig (wenig!) erschöpft zu fühlen. Spätestens ab Woche 3 sollte das vorbei sein – sonst ist das Training zu hart.

Wer nach dem Sport Muskelkater hat, der hat sich überfordert: Die Schmerzen stammen von Entzündungen und mikroskopisch kleinen Faserrissen in den Muskeln selbst und in den elastischen Gewebescheiden, die die Muskeln umgeben. Balletttänzer, Leistungssportler und Artisten müssen diese – für den Körper sehr belastende – ständige „Beschädigung" in Kauf nehmen. Alle anderen sollten sich das nicht antun. Außerdem: Wer zu hart trainiert, läuft Gefahr, die Belastung statt mit den erschöpften Muskeln mit Bändern und Gelenken abzufangen. Und das macht wirklich kaputt!

Schlank im Schlaf

Wie Bewegung Sie abnehmen lässt – auch wenn Sie gerade nichts tun

Regelmäßige Bewegung baut Muskeln auf. Das wirkt stark stoffwechselintensivierend, denn Muskeln verbrauchen sehr viel Energie, nicht nur während der Arbeit, sondern auch in Ruhe. Sehen wir uns das einmal ganz wissenschaftlich an: Der Energieverbrauch eines Menschen setzt sich aus dem Grundumsatz und dem Leistungsumsatz zusammen. Der Grundumsatz ist dabei der Energiebedarf in Ruhe – diese Kalorien verbraucht der Körper ausschließlich dazu, seine grundlegenden Lebensfunktionen aufrechtzuerhalten.

Der Leistungsumsatz sind die Kalorien, die man durch Reden, Herumlaufen, Holzhacken, Bodenwischen oder Sport verbraucht. Jetzt sollte man ja denken, der Leistungsumsatz liege viel höher als der Grundumsatz, doch weit gefehlt: Der Grundumsatz verschlingt drei Viertel des gesamten Kalorienaufkommens.

Info

Bewegung ist besser als Hungern

Amerikanische Untersuchungen zeigen, dass sich bereits mit mäßig intensivem Training nach nur 12 Wochen eine signifikante Zunahme der fettfreien Körpermasse mit einem Anstieg des Grundumsatzes von 15(!) Prozent erreichen ließ, sogar bei älteren Menschen.

Überdies stellte sich heraus, dass moderates Training bei fettsüchtigen Frauen bevorzugt zu einer Reduktion der (mittels Computertomographie gemessenen) Eingeweide-Fettdepots führte. Ein auf Kalorienbeschränkung basierendes Gewichtsverlustprogramm führt hingegen zum überproportionalen Verlust an fettfreier Masse, also vorzugsweise Verlusten an Muskulatur.

Einmal joggen – dreimal abnehmen

Die logische Folgerung: Wer seinen Grundumsatz erhöht, verbrennt dreimal so viele Kalorien wie jemand, der nur seinen Leistungsumsatz erhöht.

- Die Faustformel lautet: Ab einer Erhöhung des Leistungsumsatzes um 1500 kcal pro Woche dürfen Sie doppelt so viele Kalorien zu sich nehmen wie ganz ohne Bewegung – ohne zuzunehmen.

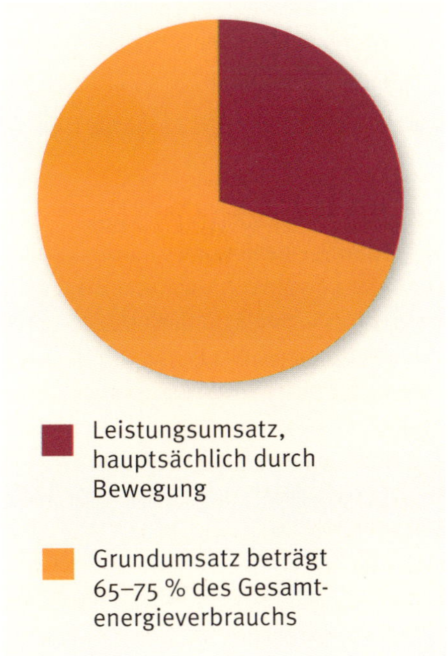
Leistungsumsatz, hauptsächlich durch Bewegung
Grundumsatz beträgt 65–75 % des Gesamtenergieverbrauchs

▲ Der Grundumsatz verbraucht drei Viertel aller Kalorien. Ihn zu erhöhen, lohnt sich also!

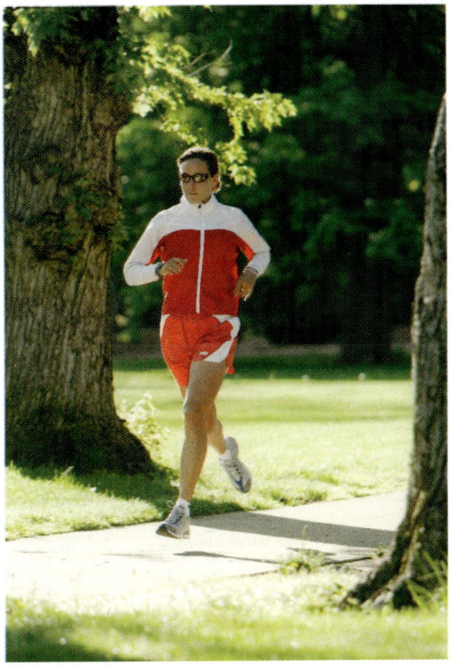

▲ Laufen ist eine der besten Möglichkeiten, Ihren Leistungsumsatz zu steigern. Nebenbei macht es Sie einfach glücklich.

Diese 1500 kcal pro Woche sind die „magische Grenze“ des Leistungsumsatzes, von dem ab eine merkliche Erhöhung auch des Grundumsatzes stattfindet.

Aber wie kann der Leistungsumsatz auf den Grundumsatz einwirken? Die Höhe des Grundumsatzes wird im Wesentlichen von der fettfreien Körpermasse bestimmt, insbesondere der Muskulatur. Fettgewebe hingegen trägt nur sehr wenig zum Grundumsatz bei.

- Bewegung erhöht den Anteil der Muskulatur im Körper auf Kosten des Fettgewebes.

Dies führt zu einem höheren Grundumsatz und damit zu einem erhöhten Energieverbrauch auch während körperlicher Ruhephasen.

- Ihre Muskeln verbrennen ununterbrochen Kalorien, egal, ob Sie im Büro sitzen, in der Badewanne liegen oder im Bett selig schlummern.

Info

Werfen Sie Ihre Waage weg

Eine Langstreckenläuferin, die 1,75 Meter groß ist und 75 Kilo wiegt, ist schlank. Eine Schreibtischarbeiterin ohne Zusatz-Bewegung, die 1,75 Meter groß ist und 75 Kilo wiegt, ist hingegen, na, nicht wirklich dick, aber schlank ist sie auch nicht. Warum? Weil Muskeln schwerer sind als Fett, das heißt, bei gleichem Gewicht haben sie weniger Volumen.

Das Gewicht bietet daher nur einen groben Anhaltspunkt dafür, ob Sie dick oder dünn sind. Wenn Sie sich viel bewegen, werden Sie auf der Waage zunächst fast nichts von Ihrer neuen Schlankheit ablesen können, denn wo (leichtes) Fett abgebaut und (schwere) Muskeln aufgebaut werden, verändert sich das Gesamt-Gewicht kaum.

Zur Überprüfung Ihrer Erfolge eignet sich besser zu beobachten, wie Ihre Kleider Ihnen allmählich zu weit werden. Hoffentlich haben Sie noch eine Hose aus der Zeit, bevor Sie zu dick wurden. Die wird Ihnen nämlich mit Bodynamics® bald wieder passen.

Was Sie an Energie mehr verbrauchen, dürfen Sie an Kalorien mehr essen. Ein muskelbepackter 90-Kilo-Ringer, der hart trainiert, hat einen viel höheren Grundumsatz als ein 90-Kilo-Büroarbeiter mit Bierbauch und „Rettungsringen“. Der Büroarbeiter kann pro Tag 2257 Kilokalorien zu sich nehmen, ohne dicker zu werden, der Ringer hingegen volle 3224 Kilokalorien.

Größeres Lungenvolumen + mehr Muskeln = weniger Gewicht

Regelmäßige Bewegung erhöht außerdem das Lungenvolumen und die Sauerstoffkapazität des Blutes. Beides führt dazu, dass die Nahrung, die Sie zu sich nehmen, schnell und rückstandsfrei verbrannt wird – was wiederum mehr Energie für Bewegung bereitstellt.

- Das ist die „Aufwärtsspirale“ von Bodynamics®: Mehr (hochwertiges!) Essen liefert mehr Energie – dadurch fällt es Ihnen leichter, sich mehr zu bewegen – mehr Bewegung führt dazu, dass die Nahrung besser verbrannt wird – das liefert mehr Energie – und so weiter. Der Stoffwechsel läuft auf vollen Touren.

Als „Abfallprodukt“ aus dieser Stoffwechsel-Dynamisierung fällt überschüssige Energie an. Ihnen fällt bestimmt etwas ein, was Sie damit anfangen können ...

- Ein Hinweis für Frauen: Machen Sie sich keine Sorgen, dass Sie durch mehr Muskeln „unweiblich“ aussehen könnten. Ausdauersportarten wie Walking, Joggen oder Radfahren züchten flache Muskelfasern, die man kaum sieht.

Atmen Sie sich schlank

Nach der Yoga-Lehre nimmt der Mensch über das Atmen nicht nur Sauerstoff, sondern auch Lebensenergie auf. Doch Stress, Verspannungen und falsche Körperhaltung lassen die meisten Menschen zu flach atmen. Sie nehmen so zu wenig Sauerstoff auf. Ohne Sauerstoff aber kann keine Verbrennung ablaufen – auch nicht die Verbrennung von Kalorien im Körper. Yoga hilft, wieder zu einer natürlichen Atmung zurückzukehren.

Kraft für die Lunge

Eine leicht zu erlernende Atemübung ist das „Nadi Shodhana“, eine ideale Übung zur Stärkung der Lunge. Außerdem wirkt es auch gegen Verspannungen und Stress:

- Setzen Sie sich entspannt hin.
- Halten Sie das linke Nasenloch sanft mit dem Finger zu. Atmen Sie dann durch das rechte Nasenloch ein, und zwar langsam, stetig und tief.
- Verschließen Sie dann das rechte Nasenloch mit dem Finger, öffnen Sie das linke Nasenloch, und atmen Sie langsam und stetig aus, bis keine Luft mehr in der Lunge ist.
- Atmen Sie langsam und stetig durch das linke Nasenloch ein, halten Sie das linke Nasenloch zu, und atmen Sie duch das rechte Nasenloch aus. Atmen Sie jetzt durch das rechte Nasenloch ein, und der Kreislauf beginnt von neuem.
- 5–10 Runden reichen, um eine sofortige Entspannung zu erreichen. Falls Ihnen schwindlig wird, hören Sie einfach auf und atmen normal weiter. Das Schwindelgefühl vergeht dann sofort.

Auf Dauer führt diese Übung zu einer Kräftigung der Atemmuskulatur, da gegen einen leichten Widerstand geatmet wird. Hochmoderne Trainingsverfahren, die das Lungenvolumen von Spitzensportlern steigern, funktionieren übrigens nach demselben Prinzip!

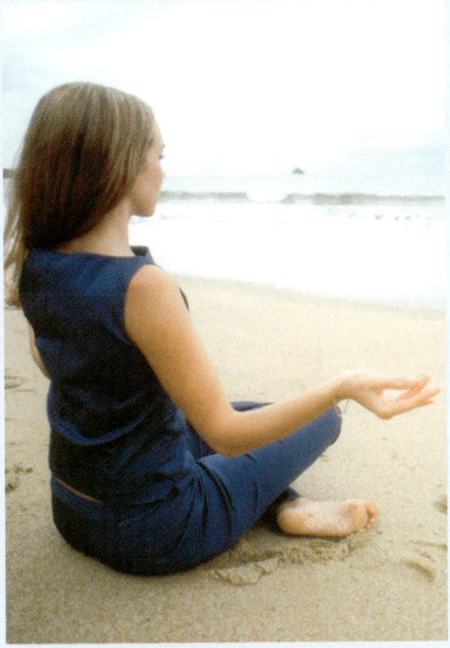

▲ Keine Angst vor Yoga – viele hochwirksame Atemübungen sind ganz einfach.

Uuund Action, please!

Mehr Bewegung im Alltag – weniger Pfunde am Bauch

Gymnastik ist zu kompliziert, vom Joggen tun Ihnen die Füße weh, und bei Aerobic geht Ihnen sofort die Puste aus? Macht nichts. Falls Sie in dieser Hinsicht Ehrgeiz entwickeln sollten: Das Bodynamics®-Trainingsprogramm hilft Ihnen auf die Sportler-Beine – ganz egal, wie untrainiert Sie heute sind.

Sie müssen aber nicht unbedingt „Sport machen", wenn Sie nicht wollen. Jede Art von Bewegung ist gut für die Gesundheit und kurbelt den Stoffwechsel an, fanden Wissenschaftler der amerikanischen Mayo-Klinik jetzt heraus. Prof. Dr. James Levine und seine Kollegen verkabelten normalgewichtige und übergewichtige Testpersonen mit Sensoren, die jede noch so kleine Bewegung verzeichneten.

Alle Teilnehmer hatten Berufe, die im Sitzen ausgeübt werden. Dieser Arbeit gingen sie auch während des Experiments nach. Sie nahmen während der Beobachtungszeit sämtliche Mahlzeiten in der Mayo-Klinik ein. Das sollte sicherstellen, dass alle Teilnehmer exakt dieselbe Anzahl von Kalorien zu sich nahmen.

Info

Weniger Komfort bringt mehr Bewegung

Kalorienverbrauch einer 65 Kilo schweren Person pro halbe Stunde (wenn nicht anders angegeben) in Kilokalorien [kcal]:

E-Mail an Kollegen (1 Min.)	2
Fahrstuhl fahren (2 Min.)	3
Essen bestellen (1 Min.)	1
Geschirrspüler einräumen (10 Min.)	23
Radio hören	40
zur Auto-Waschstraße fahren	48
Videospiel spielen	53
Rasen mit dem Kleintraktor mähen	88
Zum Kollegen hingehen (1 Min.)	8
Treppen steigen (2 Min.)	19
Selbst kochen	70
von Hand abspülen	80
Singen	98
Auto von Hand waschen	104
Basketball spielen	280
Hand-Rasenmäher schieben	193

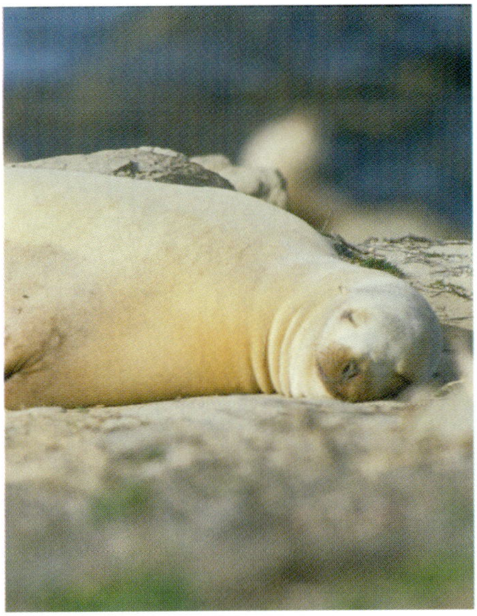

▲ Bewegen sich Dicke weniger, weil sie dafür zu dick sind? Oder andersrum?

- Die Auswertung der insgesamt 150 Millionen Messdaten, die die Wissenschaftler so erhielten, ergab, dass die Normalgewichtigen im Schnitt jeden Tag zweieinhalb Stunden länger in Bewegung waren als die Übergewichtigen.

Die Frage war jetzt: Bewegen sich die Dicken weniger, weil sie dick sind? Oder sind sie dick, weil sie sich weniger bewegen? Die Wissenschaftler setzten die Fülligen auf Diät, während die Schlanken täglich 1000 Kilokalorien mehr zu sich nehmen mussten, als ihrem Durchschnittsverbrauch entsprach.

Ergebnis: Die Bewegungsfreude der „Couch Potatoes" nahm durch das Abnehmen nicht zu. (Das hat die Forscher von der Mayo-Klinik erstaunt, Sie aber nicht, denn Sie wissen ja schon aus den vorhergehenden Kapiteln, warum die Dicken jetzt überhaupt keine Lust mehr hatten, sich zu bewegen: Weil keine Brennstoffe zugeführt, aber Muskeln abgebaut wurden.)

Die Schlanken hingegen zeigten eine Tendenz, sich bei erhöhter Kalorienzufuhr noch mehr zu bewegen. (Auch das wird Sie nicht erstaunen, denn Sie wissen: Bei Menschen mit gut funktionierendem Stoffwechsel werden Kalorien sofort in Energie umgesetzt – und die muss man ja irgendwie loswerden.)

Diese Studien zeigen Ihnen zwei Tatsachen: Erstens, dass jeder Mensch ein individuell unterschiedliches Bedürfnis nach Bewegung hat, und zweitens, dass man allein durch eine Steigerung der normalen Alltagsbewegungen schlank werden und bleiben kann.

Was heißt das für Sie persönlich? Wäre Ihr individuelles Bedürfnis nach Bewegung groß, wären Sie ein hektischer Zappler, Rödler und Herumfuchtler, dann hätten Sie wahrscheinlich kein Gewichtsproblem. Wenn Sie übergewichtig sind, dann unterstellen wir Ihnen jetzt mal, dass Sie sich normalerweise nicht gerne und nicht freiwillig bewegen.

Also müssen Sie in Ihren Alltag schrittweise Situationen einbauen, die Sie zur Bewegung zwingen. Am besten geht das, indem Sie konsequent ein paar Helferlein weglassen, die Ihnen nur dabei helfen, mehr Speck anzusetzen: Rolltreppe, Lift, Haustelefon, Firmen-E-Mail, Auto. Und die Putzhilfe, denn Hausarbeit scheint eines der besten Fitnessprogramme überhaupt zu sein.

- Einige Wissenschaftler gehen sogar so weit, die längere Lebenserwartung von Frauen darauf zurückzuführen, dass sie es sind, die vornehmlich, in Deutschland sogar fast ausschließlich, die Hausarbeit machen.

Sport ohne Fitnessclub und Golfplatz

Keine Zeit fürs Fitnessstudio? Keine Millionen übrig für die Mitgliedskarte im Golfclub? Nicht so schlimm – zumindest fit (wenn schon nicht reich) kann man auch anders werden. Sie müssen nicht einmal etwas Besonderes tun – nur einige Gewohnheiten lassen.

- Aufzug und Rolltreppe links liegen lassen und statt dessen Treppen steigen! Das ist genauso gut wie „Step“-Training im Aerobic-Center.
- Das Auto für Fahrten unter zwei Kilometer stehen lassen. Je flotter man solche kleinen Strecken geht, desto besser. Bietet ähnlichen Schutz vor Herz- und Kreislaufkrankheiten wie Joggen, ist aber schonender für die Gelenke (und es laufen einem keine Hunde und kleinen Kinder nach).
- Einkaufstasche oder Aktenmappe nicht einfach am ausgestreckten Arm hängen lassen. Winkeln Sie die

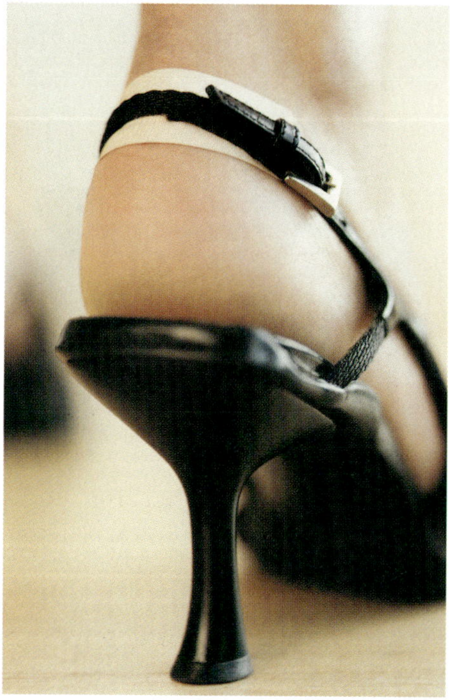

▲ Zum Laufen sollten Sie ein anderes Paar Schuhe mitnehmen …

Kalorienverbrauch durch Alltagstätigkeiten in Abhängigkeit vom Körpergewicht

Tätigkeit	Kalorienverbrauch pro Stunde bei 65 kg Körpergewicht (in kcal)	bei 95 kg Körpergewicht (in kcal)
dösen	48	68
fernsehen (im Sitzen)	80	116
am Schreibtisch arbeiten	92	135
herumstehen	96	144
Auto fahren	104	153
reden (im Stehen)	115	170
bügeln	128	192
Sex, passiv	140	208
kochen	148	220
Klavier spielen	156	232
heimwerken	196	288
putzen	252	376
Sex, aktiv	312	460
Gartenarbeit (ohne Maschinen)	328	484
tragen, mittleres Gewicht	396	588
Treppen steigen	448	664
Holz hacken	604	892

Arme an. Das trainiert den Bizeps und schont Ellbogen und Schultergelenk. Leichtes Heben und Senken erhöht den Muskelzuwachs im Arm.

- Beim Sitzen (unser aller Hauptbeschäftigung) den unteren Rücken nicht nach hinten durchhängen lassen – schlecht für die Lendenwirbelsäule! Sitzen Sie immer wieder mal für fünf Minuten kerzengerade. Sie werden staunen, wie anstrengend das ist.
- Das Kind im Manne (bzw. in der Frau) wieder freilassen: mit Anlauf über Pfützen springen, beim Sitzen mit dem Bein wackeln, an der Bushaltestelle von einem Fuß auf den anderen hopsen. Alles sehr bewegungsfördernd (und gut für die Stimmung).

Fit im Büro

Wenn Sie stundenlang fast bewegungslos hinterm Schreibtisch sitzen, schläft Ihr Stoffwechsel allmählich ein.

Abhilfe: Machen Sie jede Stunde ein paar Übungen. Das muss gar nichts Großartiges oder Anstrengendes sein, es muss nur ausreichen, Ihrem Körper mitzuteilen: „Bitte genug Energie bereithalten – könnte sein, dass wir uns gleich wieder in Bewegung setzen!"

Besonders geeignet sind die hier abgebildeten Übungen. Sie beugen gleichzeitig auch Rückenschmerzen, Nackenverspannung und den dadurch häufig ausgelösten Kopfschmerzen vor, Beschwerden, unter denen drei Viertel aller Büroarbeiter leiden.

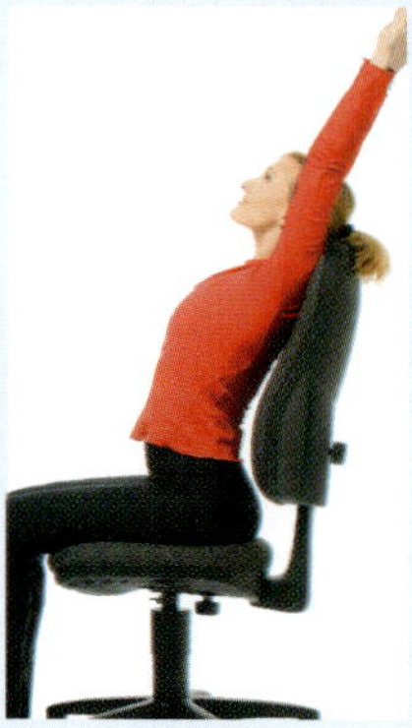

◀ Gerade hinsetzen und die Arme nach vorne ausstrecken. Tief einatmen, Arme senkrecht in die Höhe heben. Ausatmen. Beim nächsten Einatmen Arme sanft nach hinten strecken und zwei bis drei Atemzüge lang so verharren.

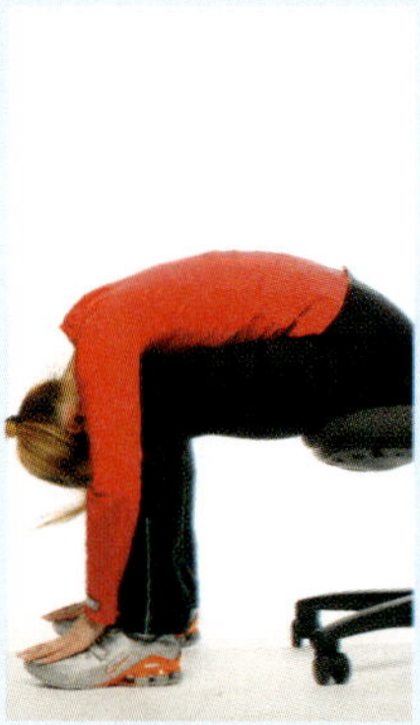

◀ Arme seitlich herabfallen lassen, nach vorne beugen, bis der Oberkörper auf den Oberschenkeln ruht. Den Kopf zwischen die Knie hängen lassen. Entspannen. Versuchen Sie dabei, Ihren Kopf leer zu machen und an nichts zu denken.

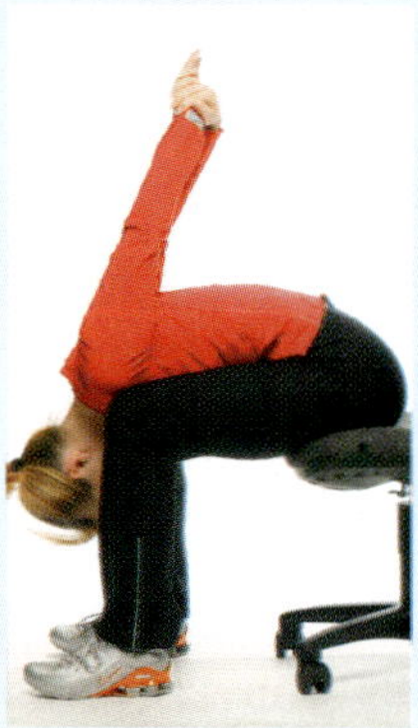

◀ Aus dieser Position heraus die Arme nach hinten oben nehmen, Hände hinter dem Rücken falten und sanft vom Körper weg nach oben dehnen. Bleiben Sie einige Atemzüge lang in dieser Haltung.

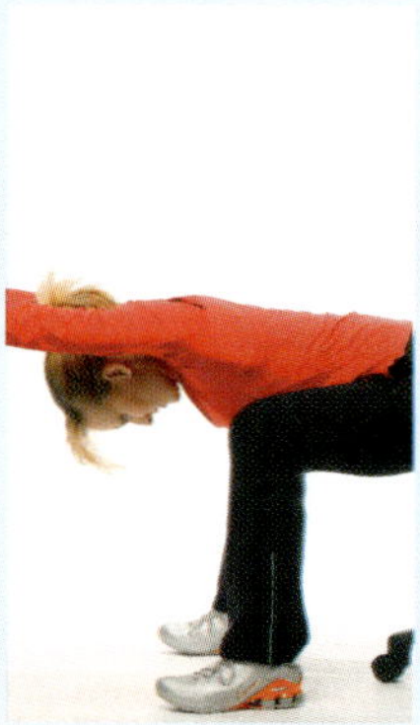

◀ Hände auf den Tisch legen und den Stuhl zurückschieben, bis Arme, Rücken und Tisch eine gerade Linie bilden. Oberkörper leicht nach unten drücken, zwei bis drei Atemzüge lang halten und wieder entspannen.

Bewegungs-Joker für den Alltag

Die Bewegungs-Joker helfen Ihnen, beim Spiel gegen die Pfunde zu gewinnen. So geht´s: Jeden Tag mindestens einen Joker ausspielen, also das tun, was auf den Feldern steht.

Sie können diese Seite auch mehrmals kopieren, die Joker ausschneiden und sammeln – dann sehen Sie bildlich vor sich, was Sie geleistet haben, und können stolz auf sich sein!

Verzichten Sie heute auf ein paar Helferlein, die Ihnen nur dabei helfen, Speck anzusetzen. Das heißt: keine Rolltreppe, kein Aufzug, kein Haus- und Firmentelefon, keine E-Mail. Gehen Sie lieber persönlich hin. Das kommt auch menschlich besser an!

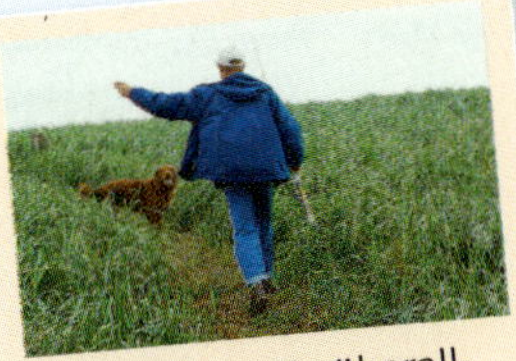

Heute gehen Sie überallhin zu Fuß, wenn es nicht weiter als 2 Kilometer entfernt ist.

Fun macht fit: Gehen Sie in eine Disco, zum Rollerbladen oder Eislaufen – alles, was mit rhythmischer Bewegung verbunden ist.

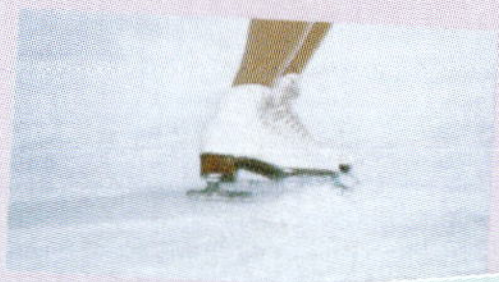

Gehen Sie mittags für mindestens eine halbe Stunde nach draußen – helles Licht steigert den Grundumsatz, und das Essen setzt weniger an.

Bei schönem Wetter: Mindestens 45 Minuten Fahrrad fahren! Sie dürfen ruhig ins Schwitzen geraten.

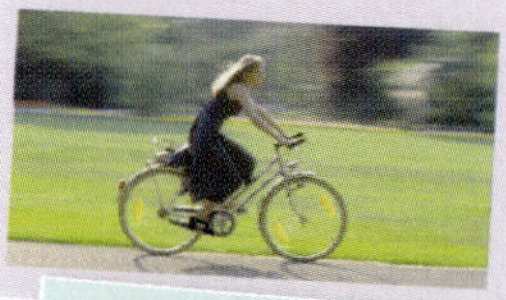

Tun Sie heute mal so, als seien Sie für eine wichtige Verabredung 5 Minuten zu spät dran: Zwei Stufen auf einmal nehmen, nicht schlurfen, sondern rennen, an der Bushaltestelle von einem Fuß auf den anderen treten. Verbrennt bis zu 300 Kilokalorien pro Stunde zusätzlich!

Putzen mit Zusatznutzen: Wienern Sie heute mal überall, wo sonst keiner hinkommt: auf dem Regal, unterm Schrank, hinter den Heizkörpern. Das ist prima Kraft- und Dehnungstraining! Noch besser: Gartenarbeit an der frischen Luft.

Heute können Sie fernsehen, so viel Sie wollen, vorausgesetzt, Sie bleiben dabei in Bewegung: mit Auf-der-Stelle-Laufen, Stretching, Hantelnstemmen, Gymnastik oder Standfahrradfahren.

Geben Sie heute mal den Zappelphilipp. Unglaublich, aber wahr: Bis zu 700 kcal kann man pro Tag nur durch Kniewippen, Kugelschreibertrommeln, Räkeln, Zehenwackeln und Füßescharren verbrauchen.

Test: Welcher Sport-Typ sind Sie?

Der eine joggt lieber einsam durch den grünen Wald, die andere braucht Lärm, Musik und viele nette Leute, sonst macht Sport ihr keinen Spaß: Auch wie man sich fit hält, ist ein Ausdruck der Persönlichkeit. Und welcher Fitness-Typ sind Sie? Kreuzen Sie bei jeder Frage eine Antwort an, und Sie werden es herausfinden!

1. Was machen Sie am liebsten, um fit zu bleiben?

- [A] Wozu ich gerade Lust habe. Aber nicht so oft – keine Zeit!
- [B] Mit Freunden in die Spinning-Stunde gehen oder Basketball, Fußball oder sonst was Lustiges spielen.
- [C] Jeden Tag joggen oder zu Hause trainieren – allein.
- [D] Egal was, man muss dabei gewinnen können! Ich liebe den Wettkampf!

2. Sie joggen so vor sich hin. Ein anderer Jogger holt von hinten her auf. Was tun Sie?

- [A] Ich lasse ihn vorbei.
- [D] Ich werde schneller. Ich lasse mich nicht gerne überholen.
- [C] Ich mache weiter wie bisher, ohne den anderen zu beachten.
- [B] Ich sage „Hallo". Vielleicht finde ich so jemanden zum Mit-Joggen?

3. Sie sind nach einem anstrengenden Workout richtig „high". Sagen Sie den anderen, wie gut Sie sich fühlen?

- [D] Ja, das motiviert sie, mit mir Schritt halten zu wollen. Ist ja langweilig sonst.
- [B] Ja, natürlich. Ich erzähle ihnen ja sonst auch alles.
- [C] Welchen anderen?
- [A] Wieso „high"?

4. Der angenehmste Trainingspartner ist für mich

- [B] eine ganze Horde meiner besten Freunde.
- [D] jemand, mit dem ich um den ersten Platz konkurrieren kann.
- [A] jemand, der sich auch mal vor dem Training drückt, genau wie ich, und stattdessen mit mir einen Cappuccino trinken geht.
- [C] mein Walkman.

5. Kennen die Leute in Ihrem Fitness-Club Sie mit Namen? (Für Nicht-Clubber: Was wäre, wenn?)

- [C] Nein. Ich bin zum Trainieren da und nicht als Alleinunterhalter.
- [B] Aber klar! Jeder kennt mich, Trainer, Gäste, Barmixer. Meistens bringe ich sowieso ein paar Freunde mit.
- [A] Nein. Ich verstecke mich lieber hinter den Trainingsmaschinen. Es wäre mir peinlich, wenn mir jemand beim Schwitzen zuschaute.
- [D] Ja, denn ich achte darauf, mich mit den besten Trainern bekannt zu machen.

6. Was stellen Sie sich unter einem gelungenen Training vor?

- [A] Ich halte ausnahmsweise bis zum Ende durch.

- [B] Es macht mir so viel Spaß, dass ich total die Zeit vergesse.
- [C] Länger, höher, weiter als meine bisherige Bestleistung muss es sein.
- [D] Ich bin besser als alle anderen und seh dabei auch noch gut aus!

7. Eine Bekannte will mit Ihnen zusammen Inline-Skaten gehen. Sie finden das

- [D] super! Kann sie mal sehen, wie gut ich skaten kann!
- [A] grausam. Ich falle bestimmt hin, und alle lachen über mich.
- [B] lustig. Vielleicht sollten wir noch mehr Leute mitnehmen?
- [C] nicht so gut. Ich zieh mein Ding lieber allein durch, auch beim Sport.

8. Sie sehen, wie ein Athlet den Hundert-Meter-Lauf gewinnt. Was denkt er/sie wohl?

- [C] „Tausend einsame Stunden voll Blut, Schweiß und Tränen. Aber es hat sich gelohnt!"
- [D] „Ich bin der Beste! Jajaja!"
- [A] „Ich hätte nie gedacht, dass ich das schaffen könnte!"
- [B] „Meine Familie und meine Freunde sind sicher sehr stolz auf mich!"

9. Sie trainieren

- [D] nach einem sportphysiologisch optimierten Trainingsplan, der schnellstens zum Erfolg führt.
- [B] mal mehr, mal weniger, wie Sie gerade Lust haben.
- [A] wenn Sie jemand anderer dazu überredet.
- [C] am gleichen Ort, zur gleichen Zeit, mit den gleichen Übungen. Ich habe meinen festen Plan. Man muss ja nicht das Rad ständig neu erfinden.

Die Auswertung: Ihr persönliches Fitness-Profil

Zählen Sie, wie oft Sie Antwort A, B, C oder D angekreuzt haben.

Vorwiegend A: Ihre Liebe zum Sport ist (bisher) oft mehr theoretischer Natur. Ein bisschen mehr Ehrgeiz würde Ihnen nicht schaden. Oder finden Sie Ihre bisherige Sportart zu langweilig? Versuchen Sie doch mal was Neues, das nicht nur den Körper fordert, sondern auch den Geist, zum Beispiel Tai-Chi, Yoga oder Jazztanz.

Vorwiegend B: Sie sind am liebsten mit anderen zusammen, auch beim Sport. Für Sie eignet sich eigentlich jede Sportart, denn langweilig wird Ihnen sowieso nie. Sie müssen nur ein bisschen darauf achten, dass Sie nicht mehr herumsitzen und plaudern, als wirklich zu trainieren.

Vorwiegend C: Sie machen lieber alles allein, ziehen Ihren Trainingsplan durch, versuchen höchstens, sich selbst zu übertreffen, und basta. Alles ganz in Ordnung, aber auch beim Sport droht der Burnout, wenn man sich nicht ab und zu von anderen motivieren lässt. Gehen Sie doch mal mit einer Gruppe zum Wandern (da können Sie sich immer noch absetzen, wenn Sie die anderen wirklich gar nicht mögen), oder trainieren Sie eher spielerisch in einer Mannschaft.

Vorwiegend D: Der Beste sind Sie! Und wenn nicht, dann ackern Sie so lange, bis Sie es sind! Von Ihrem Ehrgeiz könnte sich mancher Sesselhocker eine Scheibe abschneiden. Aber sehen Sie das Ganze nicht ein wenig zu verbissen? Machen Sie mal was, das einfach nur lustig ist, ganz ohne Konkurrenzdruck. Windsurfen zum Beispiel. Aber nicht immer nur schauen, wer am weitesten raussurfen kann!

Fitness für Faule

Mehr Erfolg durch weniger Training. Das aber regelmäßig!

Für alle Sportler gilt es, das richtige Maß von Belastung und Erholung zu finden. Fitness-Anfängern wird empfohlen, alle zwei Tage eine halbe Stunde zu trainieren. Es fällt vielen schwer, das zu glauben, aber: Das genügt! Sie müssen es nur regelmäßig machen!

Gerade Sport-Einsteiger laufen Gefahr, nach Jahren des Nichtstuns in das entgegengesetzte Extrem zu verfallen. „Sowohl Freizeitsportler als auch Spitzenathleten machen einen großen Fehler, wenn sie glauben, dass härteres Training automatisch zu größerer Fitness führt", erklärt Dr. David Costill, Sportwissenschaftler an der Universität von Indiana im amerikanischen Muncie. „Wichtig sind die richtige Dosis und das richtige Intervall – und dabei sind gerade die Pausen entscheidend."

Berufstätige konzentrieren ihre sportlichen Aktivitäten häufig nur aufs Wochenende. Einen Trainingseffekt können sie so aber nicht erzielen. „Wenn Sie nur einmal pro Woche trainieren, fängt der Körper jedesmal wieder beim Ausgangspunkt an", so der Sportmediziner Dr. Martin Huonker.

HINTERGRUND

Langsame Herzen schlagen länger

Durchschnittlich 80-mal in der Minute pumpt Ihr Herz. Wenn Sie den Puls auf 60 Schläge senken, sparen Sie 25 Prozent Verschleiß. Durch einen niedrigen Ruhepuls können Sie so pro Jahr bis zu drei Monate „dazugewinnen".

Da der Herzmuskel sich nicht, wie viele andere Körpergewebe, regenerieren kann, ist es umso wichtiger, ihn gut zu behandeln. Die Frage ist nur: Wie bremst man sein Herz? Paradoxerweise, indem man den Herzschlag durch Ausdauertraining erst mal erhöht. Das verbessert Sauerstoffversorgung, Durchblutung und Pumpleistung, sodass das Herz mit weniger Schlägen die gleiche Blutversorgung schafft.

Da Sie viel längere Zeiten im Ruhezustand vor dem Computer, dem Fernsehschirm oder im Bett verbringen als im Belastungszustand beim Joggen oder Skilanglaufen, springt unterm Strich eine erhebliche Verminderung der Herz-Abnutzung für Sie heraus.

Info

Sanft und regelmäßig

Vier Voraussetzungen sind zu erfüllen, damit Sport tatsächlich zum Abnehm-Elixier und Jungbrunnen wird:

- das Training muss regelmäßig stattfinden,
- die einzelnen Einheiten müssen lang genug dauern,
- die Intensität muss einen Schwellenwert überschreiten,
- die Belastung muss jedoch deutlich unter der persönlichen Leistungsgrenze bleiben.

Zum Abspecker wird Sport erst so richtig, wenn pro Trainingseinheit mindestens 300 Kalorien verbraucht werden. Beispiel: Ein 70 Kilogramm schwerer Mann muss dazu 40 Minuten lang zügig wandern. So viel Zeit muss sein, denn wenig Belastung und viel Zeit bringt mehr Fitness, viel Belastung und wenig Zeit hingegen nur mehr Verletzungen.

Sie wissen ja bereits: Wenn Sie pro Woche mindestens 1500 kcal durch Training direkt verbrennen, beschleunigt sich Ihr Stoffwechsel auch in den Ruhezeiten (mehr dazu im Abschnitt „Schlank im Schlaf"). Die „magische Grenze" von 1500 kcal pro Woche sichert Ihnen außerdem auch die höchste Lebenserwartung, wie sich in vielen groß angelegten Studien zeigte.

Hören Sie auf Ihren Körper. Spüren Sie, wie er sich durch das Training verändert. Sie werden feststellen, dass regelmäßige Bewegung zu einem besseren Körpergefühl und damit auch zu einem harmonischeren Rhythmus von Hunger und Sattsein führt.

Genießen Sie Ihre neue Leistungsfähigkeit. Nach den ersten Erfolgen: Steigern Sie die Belastung langsam und setzen Sie sich in jeder Etappe nur Ziele, die Sie auch wirklich erreichen können.

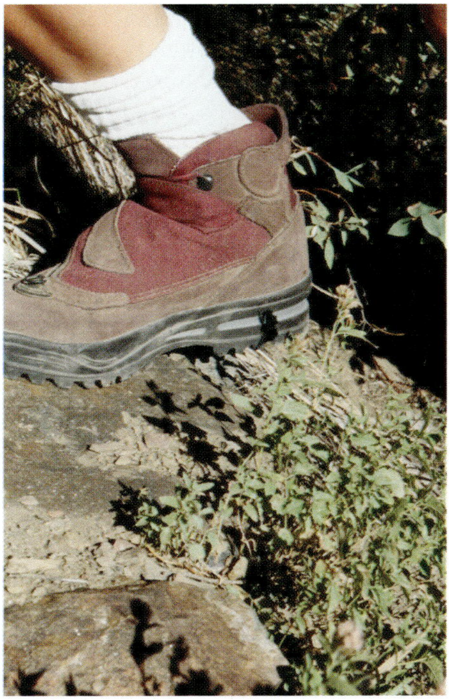

▲ Niedrige Belastung, aber längere Trainingsdauer ist für Einsteiger das Beste!

Zehn Tipps für mehr Spaß am Sport

Mehr Bewegung brauchte man eigentlich schon. Aber es kostet immer so viel Überwindung, sich zum Training aufzuraffen – irgendwie kommt immer was dazwischen ... „Tja", sagt der Psychologe da, „eine ganz normale Motivationslücke". Vor dem Spaß am Training liegt nämlich erst mal der Kampf mit dem inneren Schweinehund, und da geht mancher schon in der ersten Runde k. o. Der klügste Tipp: Kämpfen Sie nicht. Selbstüberlistung ist viel einfacher.

So halten Sie Ihr Training durch

1. Malen Sie sich schon vorher aus, wie Sie Ihr Training durchziehen werden: Sie kommen von der Arbeit nach Hause, ziehen sich um, packen Ihre Sportsachen und gehen los. Und wenn Sie dann tatsächlich zu Hause ankommen, dann spulen Sie stur Ihr Programm ab: Sie packen Ihr Zeug und gehen los. Zusatz-Tipp: Schauen Sie nicht ins Fernsehprogramm, und gehen Sie nicht ans Telefon!
2. Trainieren Sie an bestimmten Wochentagen und zu festen Zeiten. Wenn Sie einen Sport-Termin versäumen, natürlich nur aus wichtigem Grund: Legen Sie sofort einen Ersatztermin fest.
3. Setzen Sie sich Ziele, die Sie erreichen können. Nicht „ich will fünf Kilo in drei Wochen abnehmen". Möglich ist das zwar schon, aber nicht gesund. Und es kostet so viel Überwindung, dass Sie danach ein halbes Jahr lang keine Lust mehr auf Sport haben – das ist nicht Sinn der Sache.
4. „Unechte" Hungergefühle verschwinden häufig unter Training. Essen Sie aber auf alle Fälle genug, um den erhöhten Kalorienbedarf zu befriedigen. Noch mal: Sie dürfen nicht hungern!
5. Machen Sie sich nicht schlechter, als Sie sind. „Ich bin zu fett" bringt Sie nicht weiter. „Ich will fitter aussehen" hingegen ist ein positives Ziel.
6. Schauen Sie sich von einem professionellen Trainer oder einem erfahrenen Amateursportler die optimalen Bewegungsabläufe für Ihren Lieblingssport ab. Sogar beim Gehen gibt es „gute" und „schlechte" (gelenkunfreundliche) Bewegungsabläufe.
7. Tun Sie sich mit ein paar Gleichgesinnten zusammen. Wenn Sie mal eine Motivations-Flaute haben, ziehen die anderen Sie mit.
8. Reden Sie über Ihr Trainingsprogramm. Das hat „selbstverstärkende" Auswirkungen: Sie ziehen Ihren Plan durch, weil Sie sonst vor Ihren Bekannten als Sprücheklopfer dastehen. Je öfter Sie über Ihre Ziele sprechen, desto mehr glauben Sie auch selbst daran. Und: Ihre Freunde wissen, wann Sie trainieren wollen, und beziehen das in die gemeinsame Freizeitplanung ein.
9. Wenn im Fitness-Studio fetzige Musik läuft, macht das Training viel mehr Spaß, und ein Walkman kann einsames Walken oder Joggen aufpeppen.
10. Ihr Training muss Ihnen Spaß machen. Suchen Sie so lange, bis Sie „Ihren" Sport gefunden haben. Merke: Es gibt keine „beste" Sportart – höchstens eine, die für Sie die beste ist.

Ausdauer für Einsteiger

Kaufen Sie sich ein paar ideal angepasste, gut dämpfende Laufschuhe. Dann gehen Sie los, und zwar flott. Arme anwinkeln und mitschwingen. Ausgezeichnet – soeben haben Sie „Power-Walking" erlernt. Das Ganze mit Stöcken, und Sie haben „Nordic Walking".

Das machen Sie jeden Tag 40 Minuten lang, bis Sie das Gefühl haben, dass Sie unterfordert sind (das sollte nicht mehr als 3–4 Wochen dauern). Dann steigen Sie auf Joggen um (Einzelheiten dazu auf der nächsten Seite). Da hierbei die Gelenke wesentlich stärker belastet werden, sollten Sie sich eine Trainerstunde gönnen, um die richtige Lauftechnik zu erlernen.

Und wenn Ihnen das dann zu einfach wird (schätzungsweise nach einem Jahr), steigen Sie auf Langstreckenlauf um. Wichtig dabei ist: Sie dürfen sich nie überanstrengen.

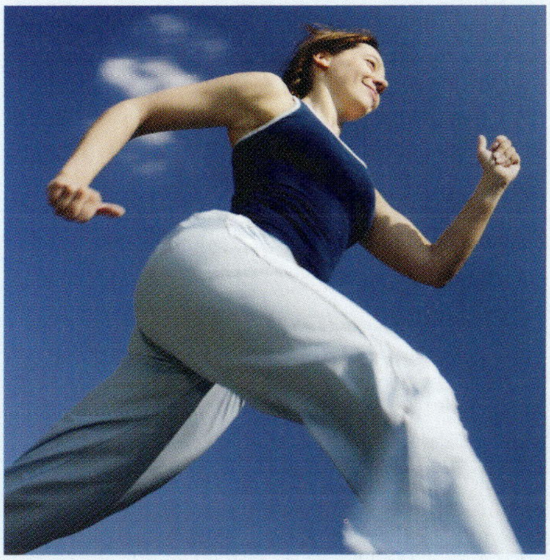

▲ Wenn Sie beim Training glücklich lächeln, ist die Belastung gerade richtig.

Individuelle Trainingsintensität

- Laufen Sie fünf Minuten lang, so schnell Sie können. Dann messen Sie Ihren Puls. Einfach am Handgelenk oder an der Halsschlagader fühlen und genau eine Minute lang mitzählen. Die Zahl, die Sie so ermitteln, ist Ihr „maximaler Belastungspuls".
- Davon errechnen Sie jetzt 60 Prozent. Das ist der Puls, bei dem Sie fit werden, ohne sich zu überanstrengen.
- Diesen „Optimalpuls" können Sie auf jede Sportart anwenden, die eine gemäßigte Ausdauerbelastung zulässt: Walking, Wandern, Joggen, Radfahren, Schwimmen, Tennis..
- Bei allen Laufsportarten können Sie noch einfacher über die Atmung feststellen, ob Sie sich richtig belasten. Die Atem- mit der Schrittfrequenz koordinieren: Auf drei Schritte einatmen, auf drei Schritte ausatmen. Wenn Sie diesen Rhythmus beibehalten können, sind Sie zuverlässig im aeroben Bereich.
- Wenn das beim Joggen (zunächst) nicht klappt, dann machen Sie eben erst mal „Power-Walking" (siehe oben).
- Generell gilt für Einsteiger: lieber langsamer und dafür mehr, besser Verlängerung der Trainingszeit als Temposteigerung.

Vom Spaziergänger zum Jogger

Passende Laufschuhe kaufen

Laufen macht nur Spaß mit dem richtigen Schuh. So finden Sie ihn:

- Kaufen Sie Laufschuhe am Nachmittag, wenn Sie schon ein paar Stunden unterwegs waren. Ziehen Sie Ihre mitgebrachten Laufsocken an.
- Laufen Sie mit dem Schuh auf und ab, und rollen Sie dabei den Fuß vollständig ab. Für diese Rollbewegung muss genug Platz im Schuh sein, das heißt, er muss im Stehen 1 bis 1,5 Zentimeter Spiel in der Zehenkappe haben.
- Lassen Sie sich nie einreden, ein zu enger oder zu kurzer Schuh werde sich schon noch „einlaufen". Gute Laufschuhe sind sehr stabil und verändern ihre Abmessungen praktisch nicht.
- Die Fersenkappe muss die Ferse fest umschließen, darf aber nicht scheuern. Achten Sie darauf, dass die Kappe nicht so weit hochgezogen ist, dass sie bei der Abrollbewegung des Fußes auf die Achillessehne drückt.
- Stellen Sie sich vor den Spiegel und prüfen Sie, ob der Fuß in diesem Schuh eine Tendenz hat, stärker nach innen oder außen abzuknicken als sonst.
- Kippen Sie den Fuß zur Seite, um zu überprüfen, ob der Schuh den Fuß auch seitlich gut stützt.
- Laufschuhe sollten eine griffige Sohle haben, die aber nicht so tief eingekerbt ist, dass sich ständig Steinchen in die Rillen setzen.

Wenn Sie völlig untrainiert sind, dann fangen Sie am besten mit Spazierengehen an. In der ersten Woche eine halbe Stunde pro Tag, in der zweiten Woche eine Dreiviertelstunde pro Tag, in der dritten und vierten Woche eine Stunde pro Tag.

Das Umsteigen vom Gehen zum Joggen – und möglicherweise später zum Dauerlaufen – erfordert eine gewisse Umgewöhnung, vom Bewegungsablauf und von der Belastungsintensität her.

Erst mal gehen lernen

Sie sollten sich daher ganz langsam hochtrainieren. Gehen Sie als Erstes zu einem guten Sporttherapeuten, Sportlehrer oder Physiotherapeuten, und lassen Sie sich zeigen, wie man gelenkschonend geht bzw. läuft..

Nachdem Sie solcherart abgesichert haben, dass Sie sich keinen Senk-, Knick- oder Spreizfuß holen und auch nicht unter „Joggerknöchel" oder „Schienbeinfraß" leiden werden, fangen Sie mit einem Geh-Lauf-Intervalltraining an wie im Kasten rechts beschrieben.

Wie man den maximalen Belastungspuls ermittelt, haben Sie ja schon auf der vorhergehenden Seite erfahren. Die Angaben in dem nebenstehenden Trainingsplan beziehen sich auf folgende Herzfrequenzen:

- lockere Geschwindigkeit = 50–55% des maximalen Belastungspulses
- moderat = 55–60%
- schnell = 60–65%

4 Wochen Kombi-Trainingsprogramm Walking/Jogging

Woche 1	
Walking	**Jogging**
Aufwärmen = 10 Min. locker	
4 Min. moderat	
	1 Min. locker
5 Min. moderat	
	1 Min. locker
5 Min. locker	
	1 Min. locker
3 Min. schnell	
10 Min. locker = Abwärmen	
37 Min. gesamt	3 Min. gesamt
Zeit total: 40 Minuten	

Woche 2	
Walking	**Jogging**
Aufwärmen = 10 Min. locker	
2 Min. schnell	
	2 Min. locker
5 Min. schnell	
	2 Min. locker
5 Min. locker	
	2 Min. locker
2 Min. schnell	
10 Min. locker = Abwärmen	
34 Min. gesamt	6 Min. gesamt
Zeit total: 40 Minuten	

Woche 3	
Walking	**Jogging**
Aufwärmen = 10 Min. locker	
4 Min. moderat	
	3 Min. locker
5 Min. schnell	
	3 Min. locker
5 Min. moderat	
10 Min. locker = Abwärmen	
34 Min. gesamt	6 Min. gesamt
Zeit total: 40 Minuten	

Woche 4	
Walking	**Jogging**
Aufwärmen = 10 Min. locker	
5 Min. moderat	
	3 Min. locker
3 Min. moderat	
	3 Min. locker
3 Min. schnell	
	3 Min. locker
3 Min. schnell	
7 Min. locker = Abwärmen	
31 Min. gesamt	9 Min. gesamt
Zeit total: 40 Minuten	

Ab der 5. Woche 15 Minuten Joggen am Stück. Legen Sie pro Woche mindestens fünf Minuten zu, bis Sie 40 Minuten durchjoggen können.

Alle Dauerläufer sind dünn

Aber Radfahren, Schwimmen und Rudern sind auch nicht schlecht

Dass JEDE Bewegung schlank macht und warum, wissen Sie ja schon aus den vorhergehenden Kapiteln (sonst können Sie es im Abschnitt „Schlank im Schlaf" nachlesen). Die Königsdisziplin der Abspecker-Sportarten aber ist der Ausdauersport.

- Der Körper hat hauptsächlich zwei Möglichkeiten, Energie für Bewegung bereitzustellen: Er kann Blutzucker verbrennen oder Körperfett.

Blutzucker stellt sofort Energie bereit, wird also eingesetzt, wenn eine kurze, heftige Belastung auftritt. Danach ist der Blutzuckerspiegel auf einen Tiefpunkt abgesackt, und Sie bekommen Hunger. Dauert die Belastung aber länger, reicht der Blutzucker nicht mehr aus. Der Körper greift dann auf seine Fettdepots zurück. Das hat zwei hochwillkommene Folgen: Die Pfunde schmelzen UND Sie bekommen keinen Hungeranfall, denn Ihr Körperfett hält Sie satt.

Es ist also nicht egal, ob Sie viermal zehn Minuten oder einmal 40 Minuten lang trainieren. 40 Minuten am Stück sind – für die Fettverbrennung – in jedem Fall besser. Damit hier aber keine Missverständisse aufkommen: Selbstverständlich sind viermal zehn Minuten immer noch weit besser als einmal null Minuten!

Schauen wir uns die gängigen Ausdauersportarten etwas näher an:

Walking

eignet sich sehr gut als Einsteigertraining, weil es einfach zu erlernen ist (Gehen können Sie ja schon. Gut. Jetzt schwingen Sie noch die angewinkelten Arme mit und machen ein entschlossenes Gesicht. Fertig.) und keine teure Ausrüstung erfordert, außer ein paar gut dämpfenden Schuhen. Es birgt überdies fast kein Verletzungsrisiko. Walking bringt ausgezeichnete Ergebnisse in relativ kurzer Zeit, und wenn es „zu leicht" geworden ist, kann man nahtlos auf Joggen und später Langstreckenlauf umsteigen.

Joggen

gilt vielen als „harmlose" Sportart. Trotzdem ist hier der Gelenkverschleiß in Knie und Knöchel schon merklich höher als beim Walking. Man sollte erst dann über längere Zeiten joggen, wenn die Muskeln durch ein vorhergehendes Walking-Programm so gestärkt sind, dass sie einen Großteil der Aufprallenergie von den Gelenken abhalten können. Machen Sie das Aufbautraining „Vom Spaziergänger zum Jogger“ im Kapitel „Fitness für Faule“, und es kann Ihnen nichts passieren.

Radfahren

schont Wirbelsäule und Gelenke, auch bei hohen Trainingsintensitäten. Die Leistung lässt sich fast stufenlos steigern, die Sportart bietet – zumindest draußen – viel Abwechslung, und in den kältesten Wintermonaten kann man das Rad aufbocken und im Zimmer weiterstrampeln.

Schwimmen

ist – bei richtiger Technik – eine der gelenkfreundlichsten Sportarten überhaupt. Auch hier lässt sich die Trainingsintensität stufenlos vom Planschen bis zum Fahrtenschwimmer steigern. Wassergymnastik bietet zusätzlich Abwechslung (eignet sich durch den hohen Widerstand auch als Krafttraining!). Weiterer Vorteil für Abnehmwillige: Im kalten Wasser muss der Körper zusätzlich heizen – das verbraucht viele Kalorien! Nachteil: Man muss extra ins Schwimmbad gehen, es relativ zeitaufwendig, das Chlor in den Bädern reizt

Info

Speck weg mit Trendsport: Nordic Walking

Nordic Walking ist flottes Gehen mit zwei Stöcken. Der Stockeinsatz entlastet die Wirbelsäule und schont die Gelenke. Für Übergewichtige ist diese Sportart ideal als Einstieg in ein fitteres Leben. Durch die Armbewegungen werden beim Nordic Walking nicht nur die Beine, sondern der ganze Körper trainiert. Die Oberkörpermuskulatur wird gestärkt, Arme und Schultern gelockert, der Nacken entspannt sich. Bei richtiger Technik bewegen Sie über 600 Muskeln!

Die richtige Walking-Technik

Den Fuß über die ganze Sohle abrollen. Die Stöcke werden locker gehalten, nah am Körper geführt und setzen jeweils gleichzeitig mit der gegenüberliegenden Ferse auf. Der rechte Stock berührt also den Boden, wenn die linke Ferse aufsetzt, und umgekehrt.

Falls Sie Zweifel haben, ob Sie es richtig machen, und vielleicht auch ein bisschen Motivation brauchen, um den „inneren Schweinehund“ zu überwinden: Trainieren Sie in einer Walking-Gruppe! Informationen erhalten Sie bei Ihrer örtlichen Volkshochschule oder dem nächstgelegenen Sportverein. Ideal ist es, drei- bis viermal die Woche eine halbe Stunde zu trainieren. Länger als eine Stunde „am Stück“ sollten Anfänger sich nicht abverlangen.

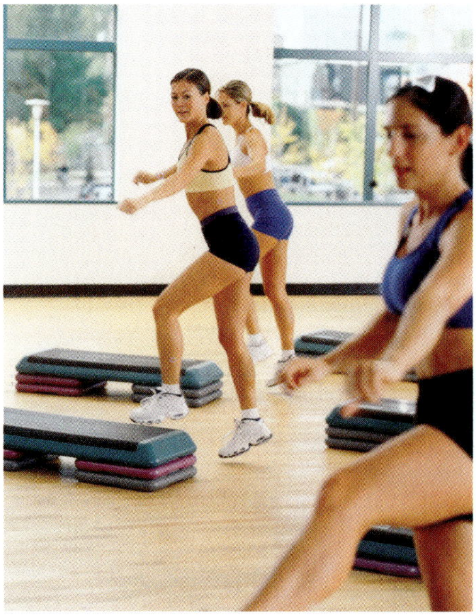

▲ Wirkungsvoller „Fat-Burner“: Step-Training. Aber langsam anfangen!

Haut und Augen. Als Zusatztraining ist Schwimmen aber in jedem Fall zu empfehlen. Im Meer zu schwimmen bringt noch mehr – die im Meerwasser gelösten Mineralien kurbeln den Stoffwechsel an.

Rudern

ist optimal, wenn man nicht nur abnehmen, sondern gleichzeitig Arm- und Schulternmuskeln stärken will. Im Freien ein richtiges Boot zu rudern ist natürlich spannender, als an der Rudermaschine zu knechten, aber der Erfolg ist bei beiden Methoden gleich gut. Da Rudern bei falscher Technik dem Rücken schaden kann, sollte man sich einweisen lassen.

Steps

Steps-Training kann man entweder allein an einer Maschine machen, oder man nimmt mit anderen zusammen an einer Übungsstunde teil, die ein Sport-Coach leitet. Machen Sie den Test „Welcher Sport-Typ sind Sie?“, um herauszufinden, was Ihnen mehr liegt!

Winter-Extra: Skilanglauf

Skilanglauf ist das ideale Ausdauertraining für Ganzkörper-Muskelaufbau und erhöhte Sauerstoffaufnahme während der kalten Jahreszeit. Der Trainingseffekt für alle großen Muskeln, Herz, Lunge und Gefäße ist hervorragend.

Tipps für ein ungetrübtes Langlauf-Vergnügen:

- Gezielter Aufbau der Kondition schon vor dem ersten Loipengang. Besonders geeignet: Nordic Walking!
- Ein „Auffrischungstag“ in der Skischule für gelenkschonende Technik.
- Für die ersten Loipen-Tage sind kurze Strecken oder solche, aus denen Sie jederzeit aussteigen können, am besten.
- Anfänger, die die Technik noch nicht beherrschen, sollten nicht „kalt“ auf die Loipe gehen. Vorher erst mal eine halbe Stunde flott zu Fuß marschieren wärmt Muskeln und Gelenke auf.

- Sobald Sie Schmerzen in Kreuz, Beinen oder Füßen verspüren: Pause machen. Treten die Schmerzen danach gleich wieder auf, heißt das, dass Sie für diesen Tag genug haben. Zwingen Sie sich dann nicht weiterzumachen!
- Fahren Sie schwierige Loipen mit steilen Abfahrten erst, wenn Sie schon ein paar Tage in Übung sind. Nie auf anspruchsvolle Strecken wagen, wenn Sie müde oder durchgefroren sind – die Verletzungsgefahr steigt auf ein Vielfaches! Schnallen Sie dann lieber die Skier ab, und gehen Sie das schwierige Stück zu Fuß.
- Bei einem längeren Skiurlaub zwischendurch amal einen Tag mit anderen Bewegungsabläufen einlegen, zum Beispiel Schwimmen oder Wandern.

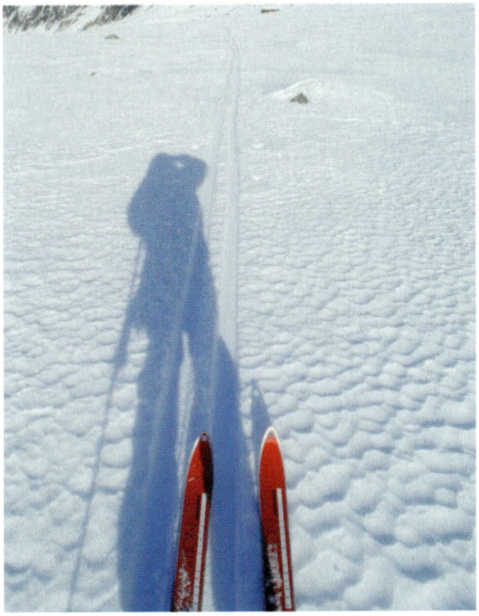

▲ Skilanglauf ist das optimale Allround-Training – leider nur im Winter.

Sommer extra: Bergwandern

Die Austrian Moderate Altitude Study (AMAS 2000) erbrachte umfangreiche wissenschaftliche Nachweise für den gesundheitlichen Nutzen eines Bergurlaubs. Untersucht wurden Menschen, die unter „Zivilisationskrankheiten" litten wie Übergewicht, Bluthochdruck, zu hohen Zucker- und Fettwerten im Blut, und zwar vor und nach einem dreiwöchigen Aufenthalt in den österreichischen Alpen. Sie absolvierten dort ein leichtes Trainingsprogramm mit Wanderungen in 1400 bis 2000 Metern Höhe, Spaziergängen und einfachen Gymnastikübungen. Alle Teilnehmer bekamen Normalkost. Als Vergleich diente eine Gruppe von Testpersonen, die dasselbe Programm durchliefen – aber im Tal.

Ergebnis: Die Berg-Probanden verloren im Schnitt über zwei Kilo Gewicht – ohne jede Diät! Die Abnahme beruhte dabei auf einer echten Verringerung der Körperfettmasse; Körperwasser und fettfreie Körpermasse blieben unverändert.

Auch die Seele profitierte. Die Testpersonen berichteten von positiverer Lebenseinstellung, Steigerung des Wohlgefühls, schnelleren Reaktionen und tieferem Schlaf.

Bewegung fürs Gewebe

Auch Blutgefäße, Haut und Bindegewebe brauchen Training

Mollig warm geheizte Räume im Winter und Klimaanlagen, die die schwüle Sommerhitze draußen halten, sind ein Luxus, den der moderne Mensch sich gerne gönnt. Für die Blutgefäße allerdings ist die Einheitstemperatur, die wir so herstellen, ein Abschlaffer. Die Temperaturschwankungen, die in einer natürlichen Lebensumgebung auftreten, zwingen die Blutgefäße, sich ständig zusammenzuziehen und wieder zu erweitern. Fehlt dieser Reiz, dann finden auch keine Gefäßbewegungen mehr statt. Damit sinkt aber auch die Durchblutungsleistung insgesamt. Dadurch wiederum werden die Gewebe schlechter mit Nährstoffen und Sauerstoff versorgt, also lässt die Stoffwechselleistung der Gewebe nach mit der Folge, dass weniger Kalorien verbraucht und mehr Fettzellen aufgebaut werden.

Am deutlichsten sieht man den Unterschied zwischen einem Leben mit und ohne Temperaturschwankungen an der Haut: Wer ständig Temperaturreizen ausgesetzt ist, wirkt rosig und frisch, die typische „Bürohaut" hingegen sieht grau und müde aus. Warum? Weil eine schlecht durchblutete und damit von innen schlecht ernährte Haut nicht in der Lage ist, ihre Zellen rasch genug zu erneuern. Auch das Bindegewebe und die inneren Organe werden durch eine träge Durchblutung geschwächt

Um Ihre Durchblutung – und damit auch Ihren Stoffwechsel – anzuregen, müssen Sie also künstliche Temperaturschwankungen erzeugen. Am einfachsten geht

Info

Supersimpler Stoffwechsel-Starter: Die Wechseldusche

Erst etwa fünf Minuten lang heiß duschen, bis Sie schön durchgewärmt sind, dann ganz kurz (10–15 Sekunden) zu kühlem (nicht eiskaltem!) Wasser wechseln. Mehrfach wiederholen. Bringt Kreislauf und Gefäße blitzschnell in Schwung – besonders geeignet für Morgenmuffel!

Wenn Sie allerdings trotz der vorhergehenden heißen Dusche bei der Kaltwasseranwendung frösteln, hören Sie lieber auf, und machen Sie die Wechseldusche später am Tag. Es kann sein, dass Ihr Kreislauf so schwer in Gang kommt, dass er mit dem heftigen Temperaturreiz (momentan) überfordert ist.

das durch Luftbäder, Wechselduschen, anregende Badezusätze und Saunen.

Saunen, Dampfbäder und türkische Hamams, die öffentlich zugänglich sind, gibt es inzwischen fast überall. Probieren Sie aus, was Ihnen am besten gefällt: die trockene Hitze der Sauna, die schwül-heiße Atmosphäre der Dampfbäder oder die entspannenden, orientalisch beeinflussten Schwitz- und Baderituale der Hamams.

Ohne großen Aufwand durchzuführen und dabei sehr wirkungsvoll sind wechselwarme Fußbäder: Die Füße bis zum halben Unterschenkel erst eine Minute in heißes, dann etwa 15 Sekunden in kaltes Wasser tauchen. Dreimal wechseln. Zehn Tropfen Wacholderöl im Wasser verstärken die durchblutungsfördernde Wirkung noch. Anschließend die Füße gut abtrocknen und dicke Socken anziehen. Das Wechselbad sorgt für eine bessere Durchblutung, und das nicht nur an den Füßen: Über die Nervenbahnen, die von den Füßen in den ganzen Körper führen, werden auch die inneren Organe und das Gehirn angeregt.

- Noch ein Tipp zur Umgebungstemperatur: Heizen Sie Ihre Wohnung weniger, dann muss Ihr Körper mehr heizen. Und womit heizt er? – Mit Kalorien aus der Nahrung. Mit anderen Worten: Je kühler die Wohnung, desto voller der Teller!

Info

Wanne statt Waage

Im heißen Kräuterbad schmelzen die Pfunde. Für einen entschlackenden Aufguss nehmen Sie:

- 4 Esslöffel Pfefferminzblätter (oder 2 Pfefferminz-Teebeutel)
- 3 Esslöffel Fenchelsamen (oder 2 Fenchel-Teebeutel)
- 3 Esslöffel Wacholderbeeren.

Die Kräuter werden in einer großen Tasse oder einer Porzellankanne mit kochendem Wasser übergossen und sollten abgedeckt mindestens eine Viertelstunde ziehen. Der Aufguss wird dann abgeseiht und dem Badewasser zugesetzt. Das Wasser sollte etwa 36 °C warm sein.

Bevor Sie in die Wanne steigen, entfernen Sie mit einer Naturbürste oder einem Massagehandschuh abgestorbene Hautzellen, damit die Pflanzen-Essenzen auch in die tieferen Hautschichten eindringen können.

Dazu führen Sie, anfangs sanft, dann mit etwas mehr Druck, kleine kreisförmige Bewegungen aus (siehe auch: „So rubbeln Sie die Pfunde runter").

Nach dem Bad die Haut mit einer Lotion oder einem Öl (am besten Jojoba- oder Mandelöl) rückfetten. Der Schutzfilm hält auch die Pflanzenwirkstoffe in der Haut fest – sozusagen schlanke Linie und zarte Haut in einem Arbeitsgang.

Streicheln Sie sich schlank!

Außer mit Temperaturreizen können Sie eine bessere Durchblutung auch durch Streicheln, Reiben, Kneten und Klopfen erzielen, sprich: durch Massage. Und was könnte schöner sein, als nach einem anstrengenden Tag mit einer sanften Massage verwöhnt zu werden?

Die Fußmassage ist ein Hochgenuss, der wunderbar entspannt. Die Füße beherbergen ein empfindliches Nervengeflecht, das auf den ganzen Körper ausstrahlt und den gesamten Stoffwechsel aktiviert. Da viele Menschen an den Füßen extrem kitzlig sind, sollte man nicht zu zaghaft zufassen. Die Hände gut mit Massage-Öl benetzen. Mit den Daumen die Unterseite des Fußes gründlich durchkneten. In kreisenden Bewegungen vom Ballen bis zur Ferse vorarbeiten. Dann jede Zehe einzeln mit Daumen, Zeigefinger und Mittelfinger packen, hin und her rollen (Vorsicht, nicht zu stark!) und sanft durchkneten. Die Oberseite des Fußes mit kreisenden Bewegungen von den Zehen zum Rist hin massieren. Mit langen, kräftigen Strichen abschließen.

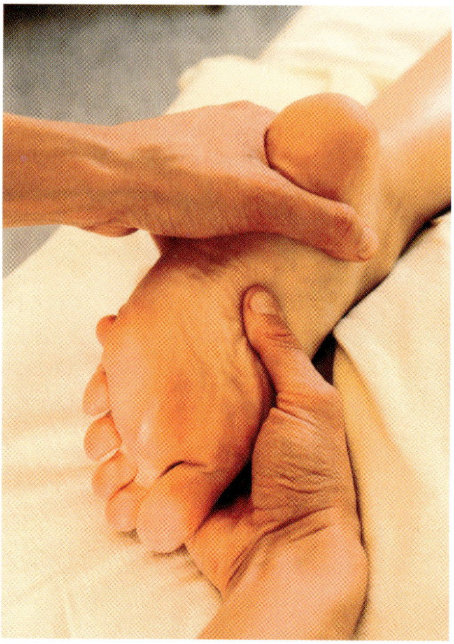

▲ Eine Fußmassage regt über die Nervenbahnen den gesamten Körper an.

Nacken lockern im Nu: Verspannungen in Nacken und Rücken führen zu Durchblutungsstörungen im Gehirn, was sämtliche Stoffwechselvorgänge bremst. Die beste Methode, locker zu bleiben oder wieder zu werden: Die verhärteten Muskeln gut durchkneten. Greifen Sie – mit gut eingeölten Händen – in die großen Rückenmuskeln. Diese Muskelwülste walken Sie nun mit kräftig knetenden Bewegungen durch. Dabei immer von der Mitte, also dem Rückgrat, nach außen hin arbeiten. Um die Durchblutung zu fördern, eignen sich leichte (!) Schläge, mit denen Sie federnd auf die großen Rückenmuskeln trommeln. Zum Abschluss sanft über den gesamten Rücken streichen, von oben nach unten und von innen nach außen.

So rubbeln Sie die Pfunde runter

Bürstenmassagen aktivieren den Blut- und Lymphkreislauf und regen den Stoffwechsel an. Die Durchblutung wird verstärkt, abgestorbene Hautschüppchen abgeschmirgelt. Die Haut wird rosig-zart und samtweich.

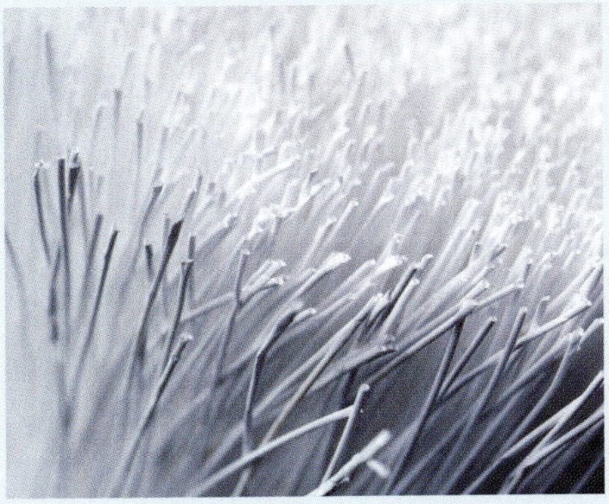

Uschis Bürstenmassage

Auch Uschi Glas, die prominente Schauspielerin und Society-Queen, erhält ihre schlanke Linie mit Massagen: „Ich mache jeden Tag Bürstenmassagen", empfiehlt sie. „Und zwar am ganzen Körper, mit einer Naturborsten-Bürste. Das ist auch das beste Mittel gegen Cellulite!"

So wird's gemacht:

- Wer eine kräftige „Abreibung" will, nimmt am besten Naturborsten-Bürsten oder raue Gewebe aus Hanf, Sisal und Luffa. Weniger kratzig sind Noppenhandschuhe aus Gummi oder spezielle Massageschwämme. Mikrofaser-Handschuhe eignen sich hervorragend zum Abrubbeln von Hautschüppchen und sind dabei so schonend, dass Sie sie sogar für das Gesichts-Peeling verwenden können.
- Morgens zur Belebung mit kräftigen schnellen Strichen bürsten, abends zur Entspannung langsam und sanft. Immer nur auf der trockenen Haut bürsten, nicht nach dem Baden oder Duschen – da ist die Haut aufgequollen und empfindlich.
- Machen Sie kleine kreisförmige Bewegungen, und arbeiten Sie sich immer in Richtung Herz vor.
- Die klassische Reihenfolge bei der Bürstenmassage: rechte Fußsohle, Außenseite des rechten Beins, Innenseite des rechten Beins, linke Fußsohle, Außenseite des linken Beins, Innenseite des linken Beins, rechte Handfläche, Außenseite des rechten Arms, Innenseite des rechten Arms, linke Handfläche, Außenseite des linken Arms, Innenseite des linken Arms, Brust von außen nach innen (zum Brustbein hin) und von oben nach unten, Bauch im Uhrzeigersinn, Gesäß von unten nach oben. Rücken von außen nach innen (zur Wirbelsäule hin) und von oben nach unten.
- Krampfadern, Couperose und geplatzte Äderchen können sich durch Bürsten verschlimmern. In diesen Fällen sollten Sie es erst einmal ganz sanft und vorsichtig ausprobieren.

Hormone halten schlank

Ohne Spritzen und Chemie: Hormone selbst gemacht

Der Fettanteil im Körper wird, wie so viele Vorgänge, über Hormone gesteuert. In jüngster Zeit versuchten Anti-Aging-Ärzte, den Hormonpegel älterer Menschen durch die Gabe von synthetischen Hormonen wieder auf einen „jugendlichen“ Stand zu bringen. Dabei zeigte sich jedoch schnell, dass das äußerst gefährlich ist: Es kam zu einer Häufung von Krebserkrankungen und Herzversagen. Offenbar können von außen zugeführte Hormone nicht genau genug dosiert werden; möglicherweise sind auch die künstlich hergestellten Stoffe mit den körpereigenen nicht hundertprozentig identisch.

- Die Lösung des Dilemmas: Machen Sie Ihre Hormone selbst – indem Sie Ihren Körper dazu bringen, dass er wieder mehr davon ausschüttet.

Info

Ohne Fett kein Östrogen

Östrogene sind wichtige Anti-Aging-Hormone. Frauen in und nach den Wechseljahren sollten daher nicht versuchen, durch Gewalt-Diäten superschlank zu werden. Östrogene werden unter anderem im Fettgewebe gebildet – und wer keins hat, hat auch wenig Östrogen.

Wie man mehr von dem Herz, Haut, Hirn und Knochen schützenden Hormon bilden kann, ist noch nicht endgültig geklärt: Es gibt einige – umstrittene – Forschungsergebnisse, nach denen der Verzehr von Sojaprodukten (Tofu, Sojamilch, Miso), Kleie, Früchten und Gemüse die Östrogen-Produktion ankurbelt.

Testosteron macht schlank und gut gelaunt, dynamisch und antriebsstark. Es bringt mehr Muskeln, mehr Lust auf Sex, bessere Konzentration, höhere Knochendichte, Schutz vor Arterienverkalkung, bessere Blutfettwerte und höhere Belastbarkeit. Testosteron selbstgemacht: Wenig Alkohol trinken (senkt den Testosteronspiegel), hochwertiges Eiweiß, viel Eisen und Zink zu sich nehmen, regelmäßig Sex und sich nichts gefallen lassen. Wer sich zum Fußabstreifer herabwürdigen lässt, dessen Testosteronproduktion sinkt rapide ab.

- Das gilt nicht nur für Männer, sondern auch für Frauen – Testosteron wird nämlich auch im weiblichen Körper produziert!

Wachstumshormon (HGH) sorgt für mehr Muskelmasse, weniger Fettansatz, eine höhere Knochendichte, stärkere Libido, bessere Stimmung und Konzentration, ein leistungsfähigeres Immunsystem, straffere Haut, weniger Falten und volleres Haar. So steigern Sie die HGH-Produktion: Laufen Sie – regelmäßiges Ausdauertraining lässt den HGH-Wert auf das Vierfache steigen. Auf Seite 94 finden Sie das Ultraleicht-Laufprogramm für Einsteiger!

- Langschläfer und Faulenzer leben gesundheitsbewusst. Wer morgens ausschläft, statt halb wach aus dem Bett zu stolpern, produziert mehr verjüngende Hormone wie Melatonin und Wachstumshormon.

Melatonin: Erhöhte Melatonin-Spiegel findet man häufig bei Menschen, die einen hochaktiven Stoffwechsel haben und viel jünger wirken, als sie sind. Besonders gute Melatonin-Spender sind Bananen und Tomaten. Die körpereigene Melatonin-Produktion wird außerdem gefördert durch ein geregeltes Leben: immer zur selben Zeit schlafen gehen, aufstehen und essen. Melatonin wird tagsüber produziert, aber nachts ausgeschüttet. Beides ist lichtgesteuert, deshalb sollten Sie zur Zeit der intensivsten Sonneneinstrahlung (mittags) eine halbe Stunde nach draußen gehen. Abends kein helles Flutlicht, sondern Punktlicht wie Kerzen oder Tischlampen bevorzugen – abnehmende Lichtintensität ist das Signal für die Zirbeldrüse, Melatonin auszuschütten, damit Sie tief schlafen.

DHEA (Dehydroepiandrosteron) macht, so wird vermutet, schlank, jugendlich und stressresistent, verbessert Reaktionsfähigkeit und Gedächtnis. DHEA selbst gemacht: Nehmen Sie große Mengen des DHEA-Baustoffs Squalen zu sich. Die besten Quellen sind Olivenöl, gefolgt von Avocados und Käse. Zur DHEA-Synthese wird viel Vitamin C (rote Paprika, Zitrusfrüchte, Kiwis) und Magnesium (Hülsenfrüchte, Reis, Nüsse, Mineralwasser) benötigt.

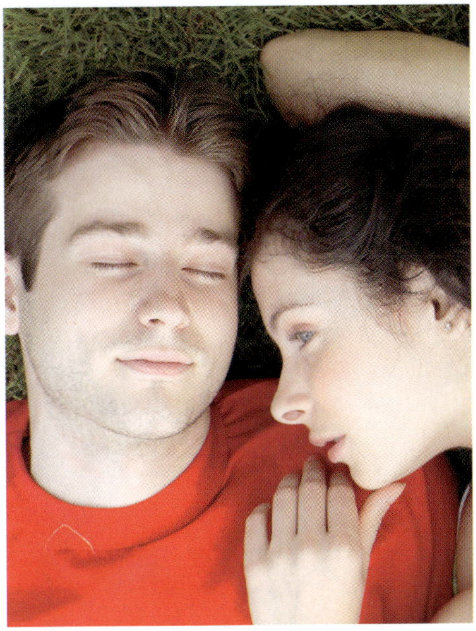

▲ Hormone steuern unser ganzes Leben: Schlafen, Sex, Altern – und das Gewicht!

Aktiver Geist im aktiven Körper

Oder: Im Feuer der Begeisterung schmelzen auch Fettdepots

Körper und Seele beeinflussen sich gegenseitig in einem Ausmaß, das wir gerade erst zu ahnen beginnen. Sie werden Ihren Stoffwechsel weit besser auf Touren bringen, wenn Sie auch seelisch „Gas geben". Durch Bodynamics® setzen Sie außerdem große Mengen an Energie frei. Damit müssen Sie ja irgendwas anfangen: Vertreiben Sie Stillstand und „Verfettung" auch aus Ihrem Denken und Ihrer Lebensplanung.

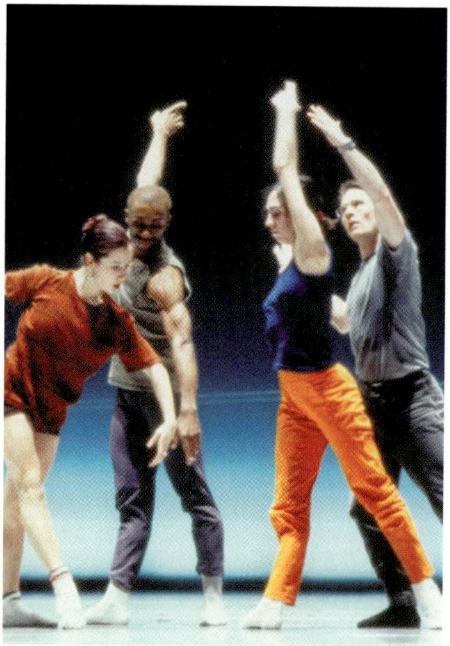

▲ Die Seele ist es, die Fantasie und die Begeisterung, die uns in Bewegung hält.

Der Ayurveda geht davon aus, dass körperliche Symptome wie Übergewicht und Müdigkeit häufig mit geistiger Trägheit, Desinteresse, Lernunwilligkeit, Schwermut und dumpfen Materialismus einhergehen. So kategorisch ist das sicher nicht anzuwenden, aber andersrum könnte es funktionieren:

- Mehr Neugier, Begeisterung und Lebensbejahung schaffen die ideale seelische Unterstützung für den körperlichen Vorgang der Stoffwechsel-Beschleunigung. Die drei einfachsten und besten Methoden: Etwas Altes zurückgewinnen, etwas Neues lernen, auf andere zugehen.

Zurück zum Glück

Sie haben früher für Ihr Leben gerne getanzt, aber Ihr Mann ist Nicht-Tänzer, und deshalb haben Sie auch damit aufgehört? Sie konnten mal ganz gut Klavier spielen, aber irgendwie kommen Sie nicht mehr dazu? Wollen Sie diese schönen Dinge wirklich kampflos aufgeben? Schließlich gibt es viele Männer

– irgendeiner, der tanzen kann und will, wird schon dabei sein. Oder Sie gehen in einen Jazztanz-Kurs, da brauchen Sie keinen Partner. Zum „Zeit"-Problem: Sehen Sie weniger fern. 3,5 Stunden pro Tag bringt der Durchschnittsdeutsche damit zu. Wollen Sie nicht lieber selbst etwas tun, statt nur zuzusehen?

Auf zu neuen Ufern

„Use it or lose it", sagen die Engländer, „gebrauch es, oder du verlierst es". Das gilt in ganz besonderem Maße für die geistigen Fähigkeiten. Sie wollten schon immer eine richtig lange Reise durch Südamerika machen? Lernen Sie Spanisch, und die Reise wird nicht nur ungleich interessanter werden, sondern Sie werden sich auch wirklich eines Tages dazu aufraffen – wo Sie sich doch schon so gut darauf vorbereitet haben! So entsteht eine Motivation aus der anderen. Machen Sie den ersten Schritt, auch wenn er klein ist – der zweite kommt dann häufig schon von selbst.

Gemeinsam macht's mehr Spaß

Andere Menschen können eine Quelle der Inspiration, der Energie und Lebensfreude sein. Entweder Sie aktivieren Ihre Freunde und Ihre Familie, oder Sie suchen nach neuen Interessenspartnern. Wo? Ein Tipp: Sie verstecken sich garantiert nicht in Ihrer Wohnung ... Bessere Chancen haben Sie in Weiterbildungsmaßnahmen, kreativen Kursen, auf Studienreisen, in Sportverein, Kegelclub, Diskussionskreis, ehrenamtlichen Tätigkeiten – die Möglichkeiten sind nahezu unbegrenzt. Machen Sie sich keine Sorgen, dass es Ihnen nicht gefällt oder dass die anderen Sie nicht mögen – Sie können doch alles erst mal ausprobieren!

Info

Sport macht schlau

Der Zusammenhang zwischen körperlicher und geistiger Aktivierung lässt sich an Hobbysportlern gut nachweisen. Ein Beispiel: Über 65-jährige Marathonläufer lösen Gedächtnisaufgaben leichter und schneller als gleichaltrige Nicht-Sportler, fand Prof. Manfred Spitzer von der Psychiatrischen Universitätsklinik in Ulm heraus. Nicht jeder muss gleich auf die 42-Kilometer-Strecke: Schon leichtes Training wie Spazierengehen oder Walken erhöht Aufmerksamkeit, Konzentrationsfähigkeit und Stressresistenz.

Auch ein Modellversuch in Bad Homburg hat unlängst bewiesen, wie körperliche Bewegung den Geist mobilisiert: In sämtlichen Grundschulklassen wurde – auf Kosten der anderen Fächer – täglich eine Stunde Sport gegeben. Problemlos lernten die Kinder ebenso schnell und gut Rechnen, Schreiben und Lesen wie Vergleichsklassen ohne Intensivsport.

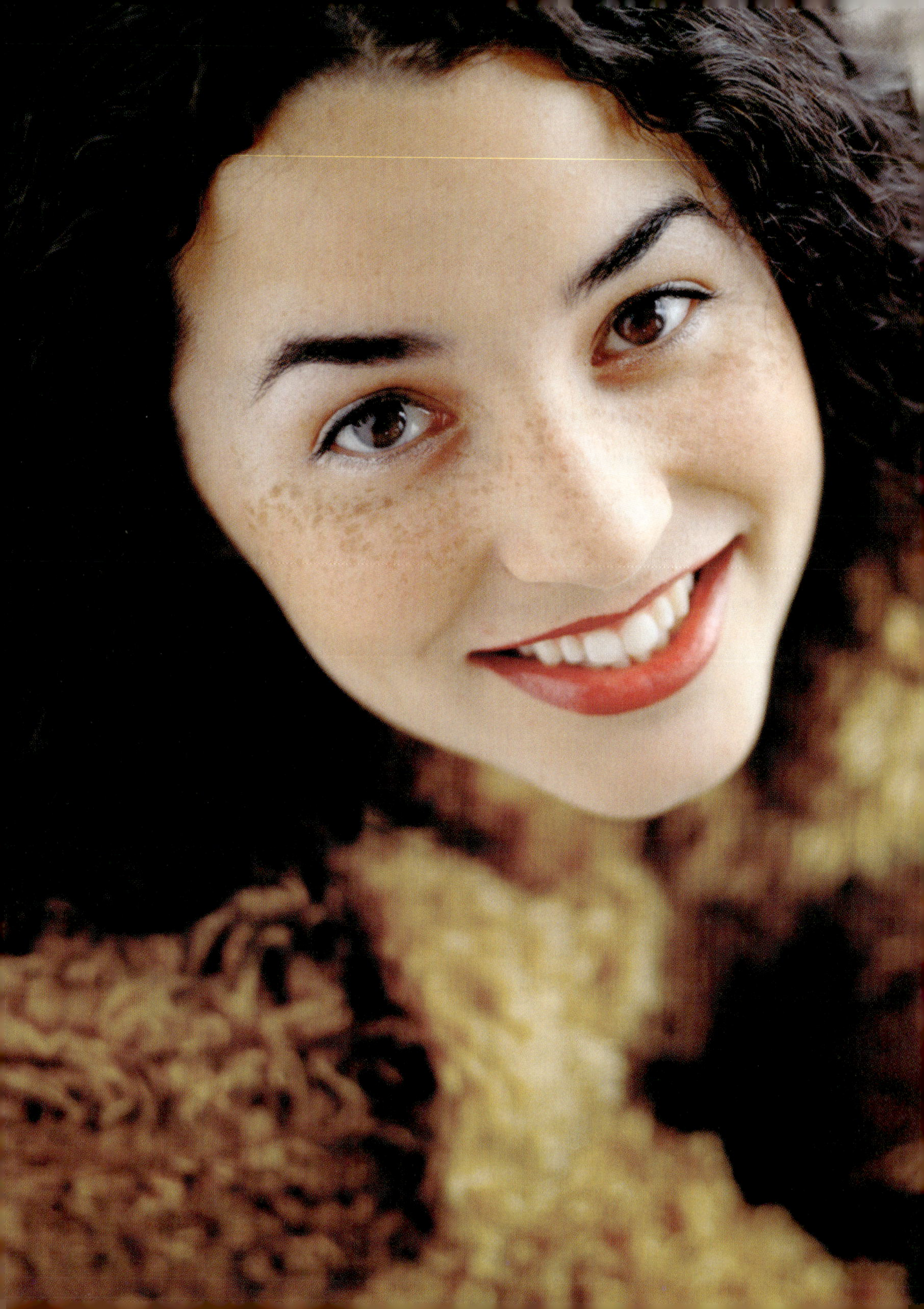

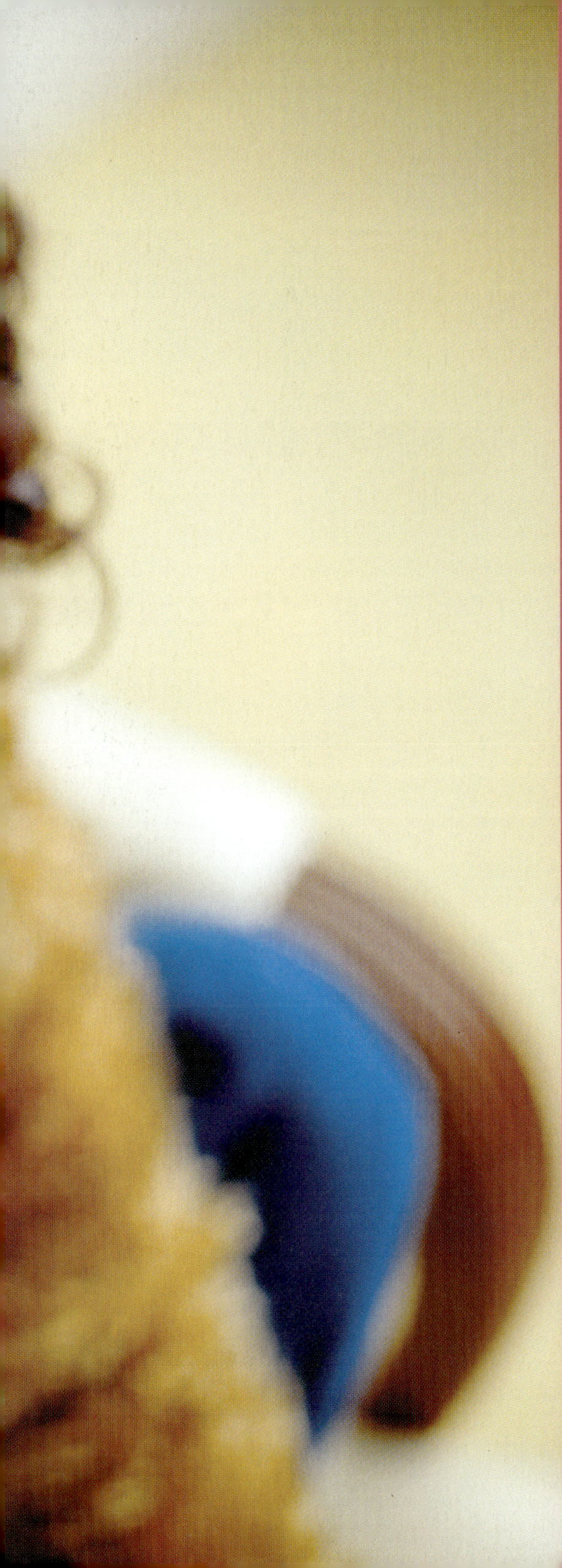

Eine Woche Bodynamics®

Dieses Kapitel begleitet Sie auf der Reise in ein neues Leben: Schritt für Schritt, Stunde für Stunde, Rezept für Rezept – sieben wunderbare Tage lang.

Der perfekte Einstieg …

… in Ihr neues, schlankes Leben: Sieben Tage Dynamik pur

Eine Woche nur für Sie selbst: das beste Geschenk, das Sie sich machen können. Bringen Sie Ihren Stoffwechsel auf Touren, und starten Sie dann mit „180 Sachen" in Ihr neues Leben!

- Natürlich brauchen Sie nicht unbedingt einen 7-Tage-Plan für Bodynamics®. Das Schöne an Bodynamics® ist ja, dass es sich ganz einfach in den Alltag integrieren lässt, ohne dass man ein ausgefeiltes Programm dafür brauchte.

„Eine Woche Dynamik pur" ist als Step-by-Step-Anleitung gedacht, falls Sie keine Lust haben, sich selbst ein Bodynamics®-Programm zusammenzustellen (was Sie mithilfe dieses Buches problemlos können), oder wenn Sie Bodynamics® mit einem besonders effizienten Einstieg beginnen wollen. Sie brauchen dafür allerdings eine Woche Urlaub...

- Übrigens: Wenn Sie für andere mitkochen wollen – kein Problem! Die Bodynamics®-Küche ist sättigend, nahrhaft, gesund und ausgesprochen lecker nach dem Motto: Gesund satt essen mit Genuss!

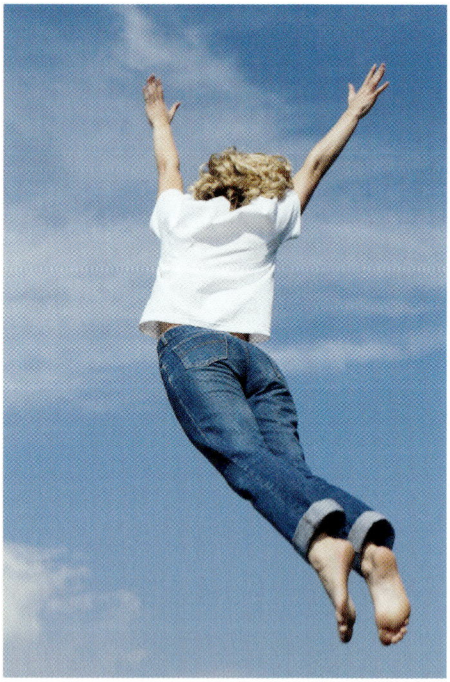

▲ Eine Woche Dynamik pur, und Sie fühlen sich wie neu geboren!

Ein Wort zur Vorsicht ist jedoch nötig: Ebenso, wie sich Leistungssport nicht für Herzkranke eignet, eignet sich Stoffwechsel-Dynamisierung nicht für Menschen, die sich schonen müssen. Wenn Sie also gerade eine schwere Krankheit überstanden haben, sich von einer größeren Operation erholen, unter schweren Stoffwechselstörungen oder chronischen Magen-Darm-Beschwerden leiden, dann sollten Sie zumindest mit Ihrem Arzt sprechen, bevor Sie mit Bodynamics® beginnen.

Auch bei gesunden Menschen, die sich jahrzehntelang praktisch ballaststofffrei ernährt haben, kann es vorkommen, dass Magen und Darm von der Menge an Faserstoffen, die sie plötzlich verarbeiten sollen, überfordert sind. Das ist so, als ob Sie anfingen zu joggen, nachdem Sie viele Jahre lang gar keine Bewegung hatten. Ihr Körper wird mit Anpassungsschwierigkeiten reagieren – beim Joggen mit einem Muskelkater, bei ballaststoffreichem Essen mit Magendrücken und Blähungen.

Die Abhilfe ist in beiden Fällen dieselbe: Lassen Sie's etwas langsamer angehen. Nach etwa einer Woche sollte Ihr Körper sich an die neue Ernährungsweise gewöhnt haben – schließlich wurde er von der Evolution für eine Kost mit reichlich Ballaststoffen optimiert.

Sie muten sich also nicht etwas „Unnatürliches“ zu, sondern geben Ihrem Organismus endlich das, was ihm sowieso am besten entspricht.

Schlemmen, satt sein, schlank werden

- Das Wichtigste zuerst: SIE DÜRFEN AUF KEINEN FALL HUNGERN!

Zunächst berechnen Sie Ihren Kalorienbedarf nach der Formel:
Grundumsatz in kcal = 8,7 [kcal/kg] × Körpergewicht in kg + 829 [kcal]

Keine Angst – das dient nicht dazu, Sie auf kleinere Portionen zu setzen. Sie sollen nur ausrechnen, wie viele Kalorien Sie MINDESTENS zu sich nehmen sollten.

Beispielrechnung: Sie wiegen 74 Kilo, dann ist Ihr Grundumsatz:
8,7 × 74 + 829 = 1473 kcal (gerundet).

Der Grundumsatz wird mit dem Leistungsumsatz-Faktor multipliziert. Da Sie mit dem Bewegungsprogramm der Dynamik-Woche auf mehr als 1500 kcal Direktverbrennung kommen werden, (siehe Kapitel „Schlank im Schlaf“) ist der Leistungsumsatz-Faktor = 2,0.
Ihr Gesamtumsatz ist dann:
1473 × 2 = 2946 kcal.

- Essen Sie ungefähr so viele Kalorien, wie Sie verbrennen, also in unserem Beispiel etwa 2900 kcal pro Tag. Das Ziel ist ja immer, den Stoffwechsel zu beschleunigen; wer aber zu wenig Nahrung zu sich nimmt, verlangsamt seinen Stoffwechsel.

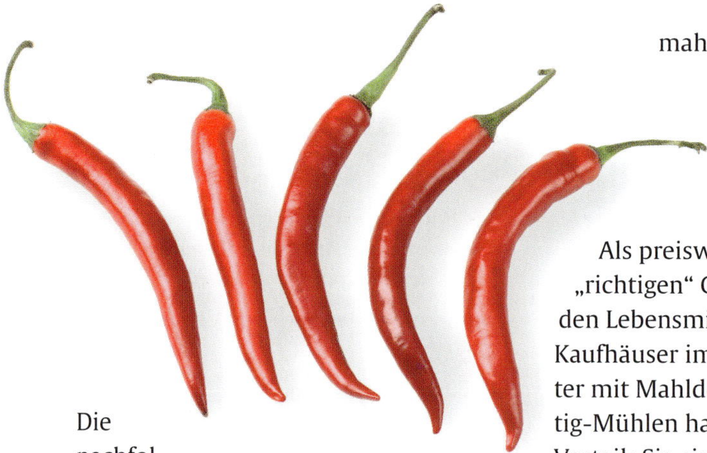

Die nachfolgenden Rezepte sind jeweils für 2000, 2500 und 3000 kcal pro Tag ausgewiesen. Es kommt nicht darauf an, ob Sie ein paar Kalorien mehr oder weniger zu sich nehmen. Wichtig ist vor allem:

- SIE DÜRFEN AUF KEINEN FALL HUNGERN!

Natürlich sollten Sie hauptsächlich Nahrungsmittel zu sich nehmen, die hochwertig und voll von Vitalstoffen sind und die zu einer vollständigen natürlichen Sättigung führen (mehr dazu im Kapitel „Mehr essen – weniger wiegen") – aber das garantieren die Bodynamics®-Rezepte sowieso.

Um die Rezepte nachkochen zu können, brauchen Sie nur die Küchengeräte, die in jeder Durchschnittsküche vorhanden sind, mit zwei Ausnahmen: Sie brauchen eine Gewürzmühle, um die stoffwechselaktivierenden Gewürze immer frisch mahlen zu können, und eine Knoblauchpresse. Nicht nur für Knoblauch, sondern vor allem für frischen Ingwer.

Als preiswerte Alternative zu einer „richtigen" Gewürzmühle gibt es in den Lebensmittelabteilungen großer Kaufhäuser im Gewürzregal Glasbehälter mit Mahldeckeln. Diese Fix-und-fertig-Mühlen haben noch einen weiteren Vorteil: Sie sind für kleine Mengen von Gewürzen geeignet, sodass Sie jeden Tag eine andere selbst zusammengestellte Gewürzmischung einfüllen können (das werden Sie brauchen!). Kaufen Sie ein Glas, das mit kleinen roten Chilischoten gefüllt ist – die werden Sie ebenfalls brauchen, und zwar gleich (s.u.).

- Zur Vorbereitung: **Chili-Öl-Rezept**
  Füllen Sie eine saubere Glasflasche mit kleinen getrockneten roten Chilischoten, und gießen Sie sie mit einem guten Olivenöl auf. 2–3 Tage bei Raumtemperatur stehen lassen. Vorsicht bei der Verwendung: Das Öl ist sehr scharf!

Leicht verderbliche Nahrungsmittel, die Sie in größeren Gebinden kaufen, werden innerhalb von 2–3 Tagen durch die Rezeptzusammenstellung verbraucht. Meist wird darauf in den Rezepten noch einmal ausdrücklich hingewiesen.

In den Tagesplänen finden Sie zusätzliche Rezepte für Ayurveda-Drinks. Diese Rezepte eignen sich für alle „doshas“ (ayurvedische Typen), den größten Nutzen ziehen daraus aber „Kapha“-Menschen. Ob Sie ein Kapha-Typ sind, können Sie mit dem Selbsttest auf Seite 25 „Diät macht dick“ feststellen.

Und nun: Viel Spaß bei „Eine Woche Dynamik pur“! Die Rezepte sind leicht nachzukochen. Auch das Bewegungsprogramm ist völlig unkompliziert, und Sie brauchen dafür nichts außer einem Paar bequemer Schuhe. Falls Sie trotzdem mal einen „Durchhänger“ haben: Mit den „Zehn Tipps für mehr Spaß am Sport“ kommen Sie schnell wieder auf Trab!

Info

Zeichenerklärung Rezeptteil

Für jedes Rezept werden die Bodynamics-Faktoren angegeben, die beim Essen den Stoffwechsel anregen. Das sind zum einen Gewürze und Kräuter, wie Chili, Curry, Kardamom und Koriander sowie die Stoffwechsel-Beschleuniger Coffein (aus Kaffee) und Tein (aus Tee). Zum anderen sind es Ballaststoffe, deren Verdauung viele Kalorien verbraucht. Der Ballaststoffgehalt wird mit Hilfe von Punkten dargestellt: Je mehr Punkte, desto höher ist er ●●●

Info

Wer öfter isst, bleibt dünn

Während der Dynamik-pur-Woche werden Sie mindestens vier Mahlzeiten am Tag einnehmen, denn das scheint der schlanken Linie gut zu bekommen: Wissenschaftler der Universität Cambridge haben die Ess-Daten von 15 000 Testpersonen ausgewertet. Ergebnis: Die Teilnehmer, die sechsmal täglich aßen, hatten insgesamt weniger Fett im Blut und dazu noch besonders wenig von dem krank machenden LDL-Cholesterin. Dieses Ergebnis ist auch deshalb überraschend, weil die „Häufig-Esser“ pro Tag eine insgesamt größere Kalorienmenge als die „Selten-Esser“ zu sich nahmen.

Die Forscher erklären sich das so: Steht Nahrung dem Körper nur selten und nach längeren Fasten-Perioden zur Verfügung, dann schaltet der Stoffwechsel auf „Notbetrieb“ um. Jede Kalorie wird dann gründlichst verwertet – es könnte ja die letzte sein! Bei langen Pausen zwischen den Mahlzeiten bekommt man zudem großen Hunger auf Sachen, die schnell satt machen: Pizza, Pommes, Torte, kurz alles, was fett oder süß ist. Isst man öfter, wird der Hunger nicht so groß, und dann erscheinen auch Nahrungsmittel mit geringerer Kaloriendichte attraktiv.

Das ist allerdings nicht die Lizenz zum ständigen Zwischendurch-Essen. Mehr dazu im Kapitel „Hunger haben – satt sein“ .

Einkaufsliste: Basis plus Tag 1 + 2

Für die ganze Woche brauchen Sie

Gewürze: Zimt, Kardamom, Nelken, Chilischoten, Cayenne-Pfeffer, schwarzen Pfeffer, Sternanis, Muskat, Jodsalz, Piment, Curry, Cumin, Kurkuma, Safran, Thymian, Rosmarin, Majoran, Zitronenpfeffer, Meerrettich, Ingwerwurzel, Olivenöl, Balsamicoessig, Honig, Rohrzucker, Ketchup, Kaffee, schwarzen Tee
3 Knollen Knoblauch
7 säuerliche Äpfel (z. B. Braeburn)
4 Orangen
1 kg Weißkohl
17 Zwiebeln
1 Pckg. (250 g) Butter
100 g Speckwürfel
1 Pckg. Gemüsebrühwürfel oder -pulver
1 Pckg. Risotto-Reis (Arborio)
1 Pckg. Langkorn-Reis
1 Pckg. Maisgrieß (Bedarf insges. 170 g)
1 Pckg. Mandelblättchen
1 Pckg. Rosinen (Bedarf ca. 150 g)
1 Tube Tomatenmark

Für die nun folgenden Zutaten berechnen Sie bitte zunächst Ihren Mindest-Energiebedarf wie weiter vorn in diesem Kapitel beschrieben:

	2000 kcal	2500	3000
Vollkornbrot	6 Scheiben	10	18
Zitronen	5 Stück	6	8
Kartoffeln	800 g	800	1 kg
Eier	5 Stück	7	9

Für den 1. Tag brauchen Sie

1 Pckg. (mind. 100 g) Rucolasalat
3 Stängel Zitronengras
1 Bund Koriandergrün
300 g frisches Sauerkraut (ersatzweise aus der Dose)
1 kleine Dose Kokosmilch
1 kleine Flasche Sojasauce
200 g Schweinefilet oder -medaillon
einige Zweige frischen Thymian
1 Glas (720 g) Sauerkirschen
3 rote Paprikaschoten
3 kleine Zucchini

für das Ayurveda-Rezept: 1–3 Orangen

	2000 kcal	2500	3000
Lachsschinken	4 Scheiben	4	12

Für den 2. Tag brauchen Sie

600 g Hühnerbrust
1 kleine Flasche Koch-Sherry
10 Stängel frische Minze
⅛ Liter Sahne
3 Fenchelknollen
2 Möhren
300 g Champignons
¼ Liter Milch
100 g Doppelrahm-Frischkäse
30 g frisch geriebenen Parmesan

	2000 kcal	2500	3000
Ciabattabrot	50 g	100	150
Putenbrust	30 g	60	90

Dynamik pur: Der erste Tag

7.30 Uhr Aufstehen! Strecken und rekeln Sie sich, um den Kreislauf anzuregen. Malen Sie sich aus, wie Sie mit Bodynamics® Ihren Stoffwechsel auf Touren bringen werden, das steigert Blutdruck und Puls. Machen Sie, noch im Bett, eine kleine Morgengymnastik: auf den Rücken legen und mit den Beinen in der Luft „Rad fahren“.

8 Uhr Als Stoffwechsel-Kick eine Wechseldusche: 3 Minuten heiß, 30 Sekunden kalt, zweimal wiederholen.

9 Uhr Lassen Sie sich Zeit zum Frühstücken! Frühestens um

10 Uhr Gehen Sie dann für eine Stunde nach draußen. Spazieren Sie flotten Schrittes durch die Natur, und genießen Sie das Gefühl, dass Sie etwas Gutes für sich tun.

11 Uhr Jetzt sollten Sie mit dem Kochen anfangen, denn nach der Ayurveda-Lehre ist die Hauptmahlzeit am bekömmlichsten um die Mitte des Tages.

12.30 Uhr Mittagessen. Essen Sie in Ruhe und mit Genuss. Ein schön gedeckter Tisch schafft die richtige Stimmung!

14 Uhr Es ist Zeit für Ihren Nachmittags-Spaziergang – eine Stunde zügig gehen.

15 Uhr Nachmittagskaffee

16 Uhr Anti-Dünnenterror-Training: Haben Sie einen Ganzkörper-Spiegel in der Wohnung? Den hängen Sie jetzt

AUS DEM AYURVEDA

Ayurvedischer Ingwer-Aperitif

Frische Ingwerwurzel macht das Essen leichter verdaulich, weckt Agni, das Verdauungsfeuer, und hilft Ihrem Organismus, sich auf die neue, stoffwechselintensive Lebensweise umzustellen. Der Aperitif wird vor dem Essen auf nüchternen Magen getrunken.

- ca. 2 cm langes Stück frische Ingwer-Wurzel, geschält
- Saft einer halben Zitrone
- 1 EL Rohrzucker
- 1 Prise Jodsalz
- etwas frisch gemahlener Muskat
- etwas frisch gemahlener Kardamom
- Saft einer Orange

Klein geschnittene Ingwerwurzel mit der Knoblauchpresse auspressen. Alle Zutaten vermischen und sofort trinken.

Besonders geeignet bei zu viel Kapha, träger Verdauung, Tagesmüdigkeit, Motivationsverlust, schlechter Laune und Depressionen.

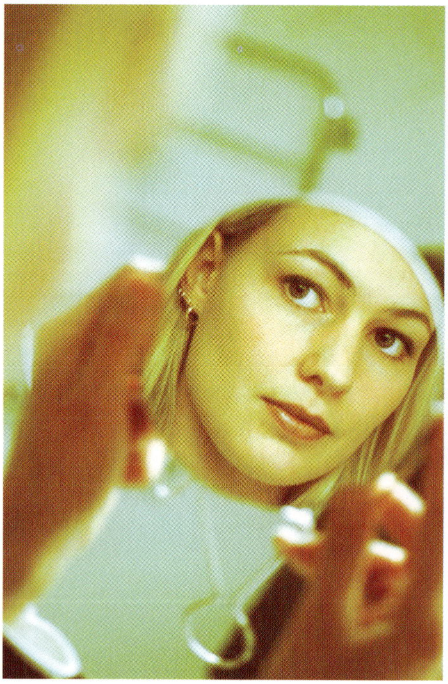

▲ Seien Sie nicht immer so streng zu sich – weg mit dem Spiegel!

zu. Während der Bodynamics®-Woche benutzen Sie einen Spiegel, in dem Sie nur Ihr Gesicht sehen können. Die Waage – so Sie eine haben – kommt für eine Woche in den Keller, oder Sie sperren sie in den Schrank. Am besten wäre es, Sie holen das Ding nie mehr heraus. Ihre Kleidung eignet sich sowieso viel besser dazu, Ihre Figur-Fortschritte zu überprüfen: Wenn sie von Tag zu Tag lockerer sitzt, machen Sie alles goldrichtig.

17 Uhr Jetzt sollten Sie mit der Zubereitung des Abendessens beginnen.

18 Uhr Während Ihr Abendessen im Backofen ist, haben Sie Zeit für die Yoga-Übungen aus dem Kapitel „Weg mit der Verstopfung". 15 Minuten reichen!

18.30 Uhr Abendessen. Nicht vergessen: Essen mit Genuss macht länger satt.

20 Uhr Fernsehen gibt's nur gegen Gymnastik: Pro Stunde Fernsehen 10 Minuten Stretching, wie im Kapitel „Uuuund Action, please!" beschrieben. Na los – Sie müssen nicht mal aufstehen!

- Für die Rezepte berechnen Sie Ihren (Mindest-) Kalorienbedarf wie am Anfang des Kapitels beschrieben.

2000 kcal entsprechen:
morgens: 1 Schinkensandwich
mittags: Schweinefilet mit Polenta
nachmittags: Orientalischer Kaffee
abends: Spanisches Gemüse

2500 kcal entsprechen
morgens: 1 Schinkensandwich
mittags: Krautsuppe und Schweinefilet mit Polenta
nachmittags: Apfelsalat
abends: Spanisches Gemüse

3000 kcal entsprechen
morgens: 3 Schinkensandwiches
mittags: Krautsuppe und Schweinefilet mit Polenta
nachmittags: Apfelsalat
abends: Spanisches Gemüse

Rezeptteil, 1. Tag

(Alle Rezepte sind für eine Person berechnet)

Morgens: Orientalischer Kaffee mit Zimt, Kardamom und Nelken: Geben Sie ein Stück Zimtrinde, eine Kapsel Kardamom und eine Nelke in die Gewürzmühle, und mahlen Sie die Mischung direkt in die Tasse. Dampfend heißen Kaffee daraufgießen.

Morgens: Schinken-Sandwich mit Apfel

1 Scheibe Vollkornbrot dünn mit Butter und 1 TL Meerrettich bestreichen, 1 Hand voll Rucola-Blätter sowie 4 Scheiben Lachsschinken belegen, dünn geschnittene Apfelspalten darauflegen, mit Cayenne-Pfeffer überpudern, mit 2. Scheibe deckeln.

Pro Sandwich: ca. 310 kcal. Ballaststoffe: Vollkornbrot ●●●●●, Rucola ●◗, Apfel ●●, Stoffwechsel-Beschleuniger: Zimt, Kardamom, Nelken, Coffein; Vitamin C, Cayennepfeffer, Meerrettich

Mittags: Krautsuppe mit Chili und Kokos

Bayerisch-thailändisches Freundschaftsessen. Das Beste aus beiden Welten!

1 Knoblauchzehe | 1 walnussgroßes Stück Ingwer | 1 Zwiebel | 1 EL Chili-Öl | 300 g frisches Sauerkraut (Ersatz: Dosen-Sauerkraut) | eine kleine Dose Kokosmilch | 3 Stängel Zitronengras | 2 EL Sojasauce | 2–3 Stängel Koriandergrün | 50 g Speckwürfel | Jodsalz, Pfeffer

- Knoblauch, Ingwer und Zwiebel schälen und fein hacken Chili-Öl andünsten.
- Sauerkraut zugeben, unter Rühren kurz andünsten. Kokosmilch, einen halben Liter Wasser, Zitronengras (in grobe Stücke zerteilt) und Sojasauce zugeben, 25 Minuten köcheln lassen. Zitronengras herausnehmen.
- Inzwischen Speckwürfel in einer kleinen Pfanne auslassen, entfetten. Die fertige Suppe in einen tiefen Teller geben, Speckwürfel darübergeben. Evtl. mit schwarzem Pfeffer und Jodsalz nachwürzen. Kräuter hacken, aufstreuen und sofort servieren. Ergibt 2 Teller.

Insgesamt ca. 600 kcal, Ballaststoffe: Sauerkraut ●●, Basilikum ●●, Stoffwechsel-Beschleuniger: Ingwer, Chili, Basilikum, Petersilie, Koriander, Jodsalz, Pfeffer

Mittags: Schweinefilet mit Gewürzkirschen und Polenta

Klingt exotisch, schmeckt fantastisch!

1 Glas (720 g) Sauerkirschen | 4 Kardamomkapseln | 2 Nelken | 3 TL Honig | 1 EL Chili-Öl 200 g Schweinefilet oder -medaillon | 1 Zwiebel | Jodsalz | schwarzer Pfeffer | ¼ l Gemüsebrühe (Instant | 100 g Maisgrieß (Polenta) | 1 TL frische Thymianblättchen (ersatzweise getrockneter Thymian)

- Kirschen mit Saft, Kardamom, Nelken und Honig in einem kleinen Topf 5 Minuten erwärmen (nicht kochen lassen), vom Herd nehmen.
- Öl in einer schweren Pfanne erhitzen, Schweinefilet darin von jeder Seite ca. 4 Minuten anbraten. Herausnehmen und warm stellen.
- Zwiebel schälen und hacken, im Bratfett andünsten, salzen. Ein Drittel der Gewürzkirschen mit Saft zugeben, einmal aufkochen lassen. Mit Jodsalz und frisch gemahlenem schwarzem Pfeffer abschmecken. (Die restlichen Gewürzkirschen im Kühlschrank aufbewahren – gibt's morgen zum Nachtisch!)
- Gemüsebrühe aufkochen lassen, Maisgrieß und Thymian zugeben, 5 Minuten ausquellen lassen.
- Polenta und Filet auf einem Teller anrichten, mit der Kirschsauce übergießen.

Ca. 890 kcal, Ballaststoffe: Kirschen ●◗, Zwiebel ●●, Maisgrieß ●●●●●●●●●, Stoffwechsel-Beschleuniger: Kardamom, Nelken, Chili, Jodsalz, Pfeffer, Thymian

Nachmittags: Apfelsalat mit Honig-Sahne-Sauce

Preiswert, sahnig, süß

⅛ l Sahne (wird zur Hälfte verbraucht, die andere Hälfte morgen) | 1 EL Honig | 2 Stück Sternanis | 2 Zimtstangen | 1 unbehandelte Zitrone | 2 säuerliche Äpfel

- Zitrone und Äpfel heiß abwaschen und gut abreiben. Zitronenschale mit einer Reibe abraspeln oder mit einem Zestenreißer in feinen Streifen abziehen, Zitronensaft auspressen. Äpfel in dünne Spalten schneiden, mit dem Zitronensaft beträufeln, damit sie nicht braun werden.
- Sternanis, Zimtstange und Honig zusammen mit 2 EL Wasser in einem kleinen Topf aufkochen lassen. Hitze reduzieren, Sahne (die Hälfte des Achtelliters) zugeben, bei sanfter Hitze und unter ständigem Rühren fünf Minuten lang eindicken lassen.

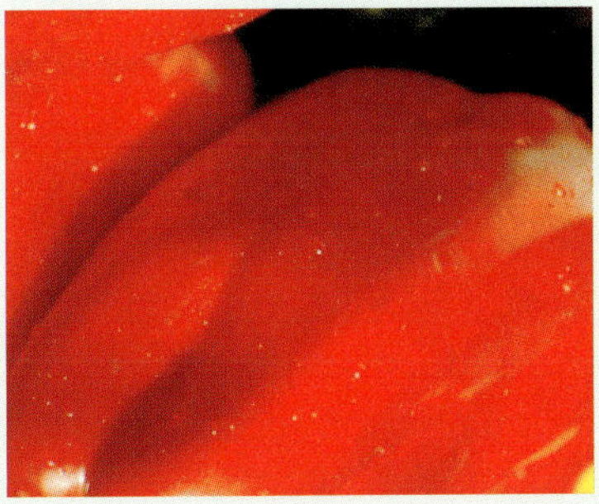

- Apfelspalten auf einem Teller anrichten. Sternanis und Zimtstange aus der Honigsauce nehmen und die heiße Sauce über die Apfelspalten gießen. Zitronenschale darüberstreuen.

Dazu: Orientalischer Kaffee (Rezept s. Frühstück)

Ca. 320 kcal, Ballaststoffe: Apfel ●●, Stoffwechsel-Beschleuniger: Anis, Vitamin C; Zimt, Kardamom, Nelken, Koffein

Abends: Spanisches Gemüse vom Blech

Dieses köstliche Gemüsegericht ist ganz einfach zuzubereiten. Sie brauchen nur etwas Zeit.

etwas Butter | 2 EL Olivenö | 1 EL Chili-Öl | 2 mittelgroße Kartoffeln | 3 mittelgroße braune Zwiebeln | 7 Knoblauchzehen | 3 rote Paprikaschoten | 3 kleine Zucchini (ersatzweise 1 kleine Aubergine) | Jodsalz | schwarzer Pfeffer

Davon werden eine Zwiebel, eine Paprikaschote, 2 Knoblauchzehen und eine Zucchini als Vorspeise für morgen mit zubereitet.

- Backofen auf 180 °C (Gas: Stufe 2) vorheizen. Backblech mit 2 EL Olivenöl bepinseln.
- Kartoffeln waschen, längs halbieren, mit der Schnittfläche nach unten auf das Blech legen. Auf jede Kartoffel ein Butterflöckchen legen, in den Backofen schieben.
- Zwiebeln und Knoblauch schälen. Zwiebeln quer halbieren und mit der Schnittfläche nach unten nach etwa 15 Minuten dazulegen. Knoblauchzehen ganz lassen, ebenfalls dazulegen.
- Paprika waschen, putzen und in ca. 2 cm breite Streifen schneiden. Nach weiteren 10 Minuten aufs Blech legen und mit Chili-Öl beträufeln.
- Zucchini waschen, abreiben, in etwa 2 cm breite Streifen schneiden. Nach weiteren 15 Minuten aufs Blech legen und mit Chili-Öl beträufeln.
- Alles noch 20 Minuten im Backofen lassen, dann herausnehmen. Einen Teil (siehe nebenstehend) für morgen aufbewahren. Den Rest des Gemüses fächerförmig auf einem Teller anrichten, salzen und pfeffern.

Ca. 390 kcal, Ballaststoffe: Kartoffeln ●●, Zucchini ●, Zwiebeln ●●, Paprika ●●●, Stoffwechsel-Beschleuniger: Chili, Jodsalz, Pfeffer

Dynamik pur: Der zweite Tag

7.30 Uhr Duft weckt alle Sinne: Stellen Sie Ihren Lieblingsduft auf den Nachttisch. Wenn der Wecker klingelt, sprühen Sie etwas davon in die Luft. Das macht wach – und Sie beginnen den T ag umhüllt von angenehmen Sinneseindrücken. Der Ayurveda empfiehlt den Geruch von Basilikum (Aromaöl oder Topfpflanze), damit man morgens gut gelaunt und voll Energie aus dem Bett kommt.

8 Uhr Rein in den Tag! Als Stoffwechsel-Kick heute wieder eine Wechseldusche: 3 Minuten heiß, 30 Sekunden kalt, zweimal wiederhohlen. Und singen Sie so laut Sie können.

9 Uhr Frühstücken, aber mit Genuss!

10 Uhr Eine Stunde flott marschieren. Gehen Sie heute irgendwohin, wo Sie schon lange nicht mehr waren, oder – noch besser – wo Sie noch nie waren.

11 Uhr Kochen. Sind Zutaten dabei, die Sie noch nie roh probiert haben? Tun Sie's – ein neues Geschmackserlebnis weckt Agni, das Verdauungsfeuer.

12.30 Uhr Mittagessen. Genießen Sie es völlig ungestört. Schalten Sie alle Geräuschquellen ab – kein Radio, kein Handy. Ein außergewöhnliches sinnliches Erlebnis für Mutige: Verbinden Sie sich die Augen. Konzentrieren Sie sich ausschließlich auf Ihren Geschmackssinn. Das ist auch ein ausgezeichnetes Training für Ihr Körpergefühl: Treffen Sie mit der Gabel den Mund, auch wenn Sie nichts sehen?

14 Uhr Es ist Zeit für Ihren Nachmittags-Spaziergang – eine Stunde zügig gehen!

AUS DEM AYURVEDA

Ayurvedische Heißwasser-Trinkkur

Kochen Sie schwach gechlortes Leitungswasser, kohlensäurefreies, mineralstoffarmes Tafelwasser oder Quellwasser mindestens 10 Minuten lang, füllen Sie es in eine Thermoskanne, und trinken Sie davon zwei bis drei Schlucke jede halbe Stunde oder jede Stunde einen Achtelliter. Entscheidend ist dabei die Häufigkeit, nicht die Menge!

Die Heißwasser-Trinkkur, so der Ayurveda, dämpft unechte Hungergefühle und übermäßigen Appetit, beruhigt Magen und Darm, bringt Aufstoßen, Blähungen, Völlegefühl und Verstopfung zum Verschwinden.

Der Geschmackssinn intensiviert sich, die Speisen werden besser vertragen und schneller verdaut.

15 Uhr Nachmittagskaffee.

16 Uhr Anti-Dünnenterror-Training: Führen Sie sich berühmte und erfolgreiche Menschen vor Augen, die übergewichtig sind. Oprah Winfrey zum Beispiel, die amerikanische Talkshow-Moderatorin, oder den Schauspieler Otti Fischer. Von dicken Politikern, Unternehmern und Wirtschaftsbossen gar nicht zu reden – das sind zu viele, um sie sich vorzustellen! Merke: Sie KÖNNEN schlank sein – aber Sie MÜSSEN nicht. Man kann durchaus auch als Dicker beliebt und erfolgreich sein.

17 Uhr 15 Minuten Yoga, dann das Abendessen zubereiten.

18 Uhr Abendessen. Anschließend gönnen Sie sich eine entschlackende Bürstenmassage und ein Schlankheitsbad. Zum Abschluss verwöhnen Sie Ihre Haut mit einem Hautöl oder einer Lotion. Die Anleitungen dafür finden Sie im Kapitel „Bewegung fürs Gewebe“.

- Für die Rezepte berechnen Sie Ihren (Mindest-) Kalorienbedarf wie am Anfang dieses Kapitels beschrieben.

2000 kcal entsprechen:
morgens: 1 Putenbrust-Ciabatta
mittags: Spanische Vorspeisenplatte
Huhn in Orangen-Minz-Sauce
nachmittags: Kirschen (ohne Sahne)
abends: Fenchelauflauf

2500 kcal entsprechen
morgens: 2 Putenbrust-Ciabattas
mittags: Spanische Vorspeisenplatte
Huhn in Orangen-Minz-Sauce
nachmittags: Gewürzkirschen
abends: Fenchelauflauf

3000 kcal entsprechen
morgens: 3 Putenbrust-Ciabattas
mittags: Spanische Vorspeisenplatte
Huhn in Orangen-Minz-Sauce
nachmittags: Gewürzkirschen
abends: Fenchelauflauf

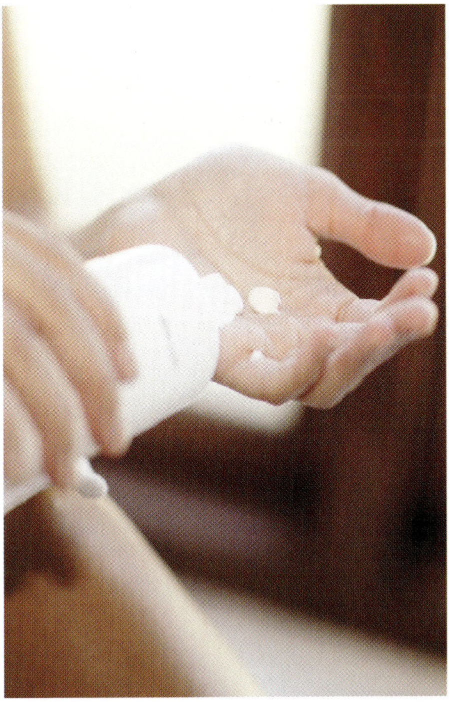

▲ Verwöhnen Sie sich mit einem Schlankheitsbad und pflegenden Ölen.

REZEPTE

Rezeptteil, 2. Tag

Morgens: Gewürztee mit Muskat, Kardamom und Ingwer. Bringen Sie zwei Kapseln Kardamom und ein walnussgroßes, geschältes und klein geschnittenes Stück Ingwer zusammen mit einem Viertelliter Wasser in einem kleinen Topf zum Kochen. Lassen Sie den Gewürz-Sud 10 Minuten ziehen. Dann nochmals zum Aufwallen bringen, durch ein Sieb gießen und mit der heißen Flüssigkeit einen schwarzen Tee aufgießen. 3–5 Minuten ziehen lassen, einen Hauch Muskat über den fertigen Tee geben. Stoffwechsel-Beschleuniger: Muskat, Kardamom, Ingwer, Tein (= Koffein)

Morgens: Ciabatta mit Putenbrust

pro Sandwich

25 g Weißkohl (den Rest des Kohlkopfs verbrauchen Sie morgen und übermorgen) | ca. ein Viertel einer roten Paprika | 1 EL Weinessig oder Apfelessig | Jodsalz | 1 Msp. Piment 5 Tropfen Chili-Öl | 1 Stück (50 g) Ciabatta, ersatzweise Baguette oder Weißbrot | etwas Butter | 1 Scheibe (30 g) Putenbrust

- Mit einem scharfen Messer Kohl und Paprika in hauchdünne Streifen schneiden. Essig, Öl und Gewürze mit Kohl und Paprika mischen, kurz marinieren lassen. Brot aufschneiden, dünn mit Butter bestreichen, Putenbrust darauflegen. Mit dem Weißkohl-Paprika-Salat füllen und herzhaft genießen. Evtl. übrig gebliebenen Paprika dazu essen.

Pro Sandwich: ca. 210 kcal. Ballaststoffe: Kohl ●●●, Paprika ●●●, Stoffwechsel-Beschleuniger: Chili, Piment, Jodsalz, Vitamin C

Mittags: Spanische Vorspeisenplatte

Schon fertig – das haben Sie noch von gestern übrig!

1 ungespritzte Zitrone | 1 TL Chili-Öl | Jodsalz | schwarzer Pfeffer

- Die von gegrillten Gemüse fächerförmig auf einem Teller anrichten.

- Zitrone auspressen, Saft mit Chili-Öl und Salz verrühren. Zitronen-Vinaigrette über die Gemüse träufeln. Evtl. mit schwarzem Pfeffer übermahlen.

Ca. 200 kcal. Ballaststoffe: Kartoffeln ●●, Zucchini ●, Zwiebeln ●●, Paprika ●●●, Stoffwechsel-Beschleuniger: Chili, Jodsalz, Pfeffer

Mittags: Huhn in Orangen-Minz-Sauce

Aus Spanien: Huhn in raffinierter Soße

2 kleine unbehandelte Orangen | 1 EL Chili-Öl | 3 Hühnerbrüste (à 200 g) (eine davon ist für morgen) | Jodsalz | schwarzer Pfeffer | 1 Schuss Koch-Sherry | 1/8 l Gemüsebrühe (Instant) | ca. 10 Stängel frische Minze

- Eine Orange hauchdünn schälen, Schale in feine Streifen schneiden. Diese Orange und die Hälfte der anderen Orange auspressen, die restliche Hälfte der anderen Orange in dünne Scheiben schneiden (mit Schale).
- Chili-Öl in einer Pfanne erhitzen, Hühnerbrüste darin 5 Minuten bei starker Hitze anbraten, dabei einmal wenden. Aus der Pfanne nehmen und warm stellen. Eine Hühnerbrust für morgen in den Kühlschrank legen.
- Hühnerfett weggießen. Geflügelbrühe in die Pfanne gießen und den Fond damit loskochen. Orangenschale, Orangensaft und Sherry zugeben, bei starker Hitze um ein Drittel einkochen.
- Minze waschen, trocken schütteln, 10 schöne Blättchen als Garnitur beiseite legen. Die restlichen Minzeblätter klein hacken und in die Sauce rühren.
- Hitze reduzieren, mit Salz und Pfeffer würzen, Hühnerbrüstchen etwa 10 Minuten in der Sauce ziehen lassen. Mit den restlichen Minzeblättern und den Orangenspalten garniert servieren.

Dazu: Safranrisotto

60 g Risotto-Reis (Arborio) | 1 kleine Zwiebel | 1 EL Öl | 1 Döschen Safran | 1/4 l Gemüsebrühe (Instant) | Jodsalz | Muskat | Saft von einer halben Zitrone

- Zwiebel klein hacken, im heißen Öl glasig werden lassen. Reis zugeben, mit Gemüsebrühe ablöschen. Safran zugeben, gut durchrühren. Bei kleiner Hitze 15 Minuten quellen lassen, ab und zu umrühren. Mit Muskat, Zitronensaft und Salz abschmecken, 3 Minuten mitköcheln lassen, mit dem Minzhuhn anrichten.

Insgesamt ca. 815 kcal. Ballaststoffe: Orange ●◗, Zwiebel ●●, Minze ●●●●, Stoffwechsel-Beschleuniger: Chili, Jodsalz, Pfeffer, Minze, Muskat, Vitamin C

Nachmittags: Gewürzkirschen mit Zimtsahne

- Die Kirschen haben Sie ja schon – die sind von gestern übrig. Geben Sie sie in eine Schale, und gießen Sie die von gestern übrig gebliebene Sahne spiralförmig darauf. Mit Zimt überstäuben – fertig!
- Dazu passt sehr gut Orientalischer Kaffee (Rezept siehe 1. Tag)

Ca. 560 kcal mit Sahne, ca. 370 kcal ohne Sahne, Ballaststoffe: Kirschen ●◗, Stoffwechsel-Beschleuniger: Kardamom, Nelken; Zimt, Koffein

Abends: Fenchel-Curry-Auflauf

Der sanfte Fenchel bekommt durch den scharfen Curry einen ungeahnten Kick.

3 Fenchelknollen | Saft von einer halben Zitrone (von mittags übrig) | 2 Möhren | 300 g Champignons | 2 EL Chili-Öl | 1/4 l Milch | Jodsalz | 3 TL Currypulver | Pfeffer | 100 g Doppelrahm-Frischkäse | 1 Ei | 30 g frisch geriebener Parmesan, ersatzweise Emmentaler | etwas Butter

- Fenchel putzen, waschen, vierteln, knapp bedeckt in Wasser mit Zitronensaft und einer Prise Salz 20 Minuten kochen lassen.
- Fenchel aus dem Kochwasser nehmen, in demselben Wasser die geschabten, in Scheibchen geschnittenen Möhren 5 Minuten kochen lassen.
- Backofen auf 200 °C (Gas: Stufe 3) vorheizen.
- Champignons abziehen oder gut abreiben, blättrig schneiden. Im Öl bei starker Hitze braun anbraten, aus der Pfanne nehmen. Mit dem Fenchelsud ablöschen, Milch unterrühren. Mit Salz, Pfeffer und Curry abschmecken, 10 Minuten einkochen lassen. Hitze reduzieren, Frischkäse und Ei einrühren, vom Herd nehmen.
- Fenchel, Möhren und Champignons in eine gut gebutterte Auflaufform geben, mit der Sauce übergießen. Mit geriebenem Käse bestreuen und 15–20 Minuten im Ofen überbacken.

Achtung: Eine der Fenchelknollen ist nicht für heute, sondern als Vorspeise für morgen gedacht. Bitte vor dem Essen ein Drittel des fertigen Auflaufs abnehmen und im Kühlschrank aufbewahren!

Ca. 630 kcal (heutige Portion). Ballaststoffe: Champignons ●●, Fenchel ●●●●, Möhren ●●●, Stoffwechsel-Beschleuniger: Curry, Chili, Jodsalz, Pfeffer

Einkaufen für Tag 3 + 4

Für den 3. Tag brauchen Sie:

1 kleinen Römersalat
100 g Dickmilch
4–5 Stängel frischen Koriander
1 Dose ungesalzene Erdnüsse
200 g Thunfisch-Kotelett
200 g Champignons
150 g Tomaten
1 Stängel Staudensellerie

Für das Ayurveda-Rezept:

frische Minze, Limette(n)

Für die nun folgenden Zutaten berechnen Sie bitte zunächst Ihren Mindest-Energiebedarf wie weiter vorn in diesem Kapitel beschrieben.

Bei 2500 kcal bzw. 3000 kcal Mindest-Energieverbrauch pro Tag benötigen Sie zusätzlich:

75 g Camembert
4 Walnüsse

Für den 4. Tag brauchen Sie:

1 Tube fettarme Mayonnaise
1 Bund frische Petersilie
1 Bund frischen Salbei
2 Zweige frischen Thymian
200 g Kalbsschnitzel
1 Tütchen Vanillezucker
50 g Datteln
1 Karton Kresse

Für das Ayurveda-Rezept:

1 Flasche Pflaumensaft (aus dem Reformhaus), 1 Zitrone

	2000 kcal	2500	3000
Vollkorn-brötchen	1	1	2
rote Paprika	4	5	5
gelbe Paprika	3	4	4
Schafskäse	200 g	300	300

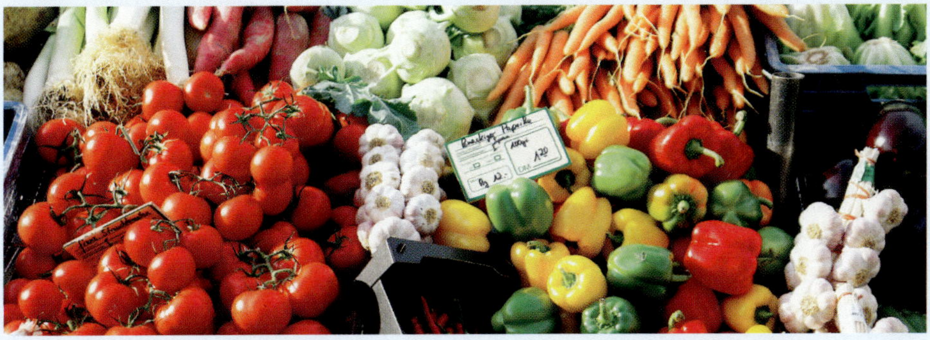

Dynamik pur: Der dritte Tag

7.30 Uhr Zum Aufwachen: Nadi Shodhana, die Wechselatmung aus dem Hatha-Yoga (Anleitung s. S. 85). Fünf Minuten reichen, und Sie können dabei im Bett liegen bleiben!

8 Uhr Beginnen Sie heute mit dem Führen eines Ess-Tagesbuches: In welchen Situationen will ich etwas „außer der Reihe" essen? Was will ich essen? Wofür könnte das ein Ersatz sein? Beispiel: Ich habe ein starkes Bedürfnis nach süßen und fetten „Seelentröstern", wenn man mir an etwas die Schuld gibt, wofür ich gar nichts kann. Eigentlich sollte ich mich gegen diese Anschuldigungen wehren, aber ich traue mich nicht, weil ich Angst habe, dass ich dadurch alles nur noch schlimmer mache.

9 Uhr Frühstück! Essen Sie mit Genuss!

10 Uhr Eine Stunde flott marschieren. Versuchen Sie, dreimal eine Minute lang zu joggen, auch an den folgenden Tagen. Aber nur, wenn Sie dabei nicht aus der Puste kommen!

11 Uhr Zeit, das Mittagessen zu kochen.

12.30 Uhr Mittagessen. Lassen Sie sich Zeit, die unterschiedlichen Gefühle in Ihrem Mund zu spüren: den knackigen Kohl, das weiche, krümelige Innere der Kartoffeln, die krosse Schale.

14 Uhr Es ist Zeit für Ihren Nachmittags-Spaziergang – eine Stunde zügig gehen!

Danach belohnen Sie sich mit einem gemütlichen Nachmittagskaffee.

15 Uhr Nachmittagskaffee.

AUS DEM AYURVEDA

Ayurvedischer Minze-Limetten-Drink

Geben Sie 10 große Minzeblätter in ein stabiles Glasgefäß, schütten Sie 2 EL braunen Zucker darüber, und zerreiben Sie die Minzeblätter mit einem Stößel (zur Not tut's auch ein kleiner Kochlöffel). Ein geschältes, zerkleinertes Stück Ingwerwurzel mit der Knoblauchpresse darüber auspressen. Mit stillem Mineralwasser auffüllen, gut umrühren und sofort trinken.

Dieser Drink regt die Verdauungssäfte an, reinigt den Gaumen und erfrischt wunderbar nach einem anstrengenden Tag.

Auch als Unterstützung für die kleine geistige Pause zwischendurch ist er geeignet: Minze-Limetten-Drink in kleinen Schlucken langsam trinken, tief durchatmen und währenddessen an nichts, aber auch an gar nichts denken!

16 Uhr Anti-Dünnenterror-Training: Sehen Sie sich mal nicht als dick. Sondern als stark. Männer machen das sowieso gerne, Frauen fällt es meist schon schwerer. Der tiefere Grund, warum es hauptsächlich für FRAUEN schick ist, dünn zu sein: Man wirkt dann so hilflos und so anlehnungsbedürftig. Die Frage ist nur, ob man wirklich so sein will. Eine echte Power-Frau braucht schon eine gewisse Durchschlagskraft. Superschlanke Elfchen tun sich da schwer ...

17 Uhr 15 Minuten Yoga, dann das Abendessen zubereiten.

18 Uhr Abendessen. Wenn Sie heute abend fernsehen wollen, müssen Sie sich das „erlaufen": Pro Stunde Fernsehen 10 Minuten auf der Stelle laufen. Falls Ihre Mit-Seher das eigenartig finden: Gehen Sie kurz nach draußen.

- Für die Rezepte des 3. Tages berechnen Sie Ihren (Mindest-) Kalorienbedarf bitte wie am Anfang dieses Kapitels beschrieben.

2000 kcal entsprechen:
morgens: Reissalat
mittags: Kalter Fenchelauflauf
1 Portion Blechkartoffeln mit Kraut
nachmittags: Orientalischer Kaffee
abends: Thunfisch mit Gemüse

2500 kcal entsprechen
morgens: Reissalat
mittags: Kalter Fenchelauflauf
1 Portion Blechkartoffeln mit Kraut
nachmittags: Apfel-Ingwer-Camembert
abends: Thunfisch mit Gemüse

3000 kcal entsprechen
morgens: Reissalat
mittags: Kalter Fenchelauflauf
2 Portionen Blechkartoffeln mit Kraut
nachmittags: Apfel-Ingwer-Camembert
abends: Thunfisch mit Gemüse

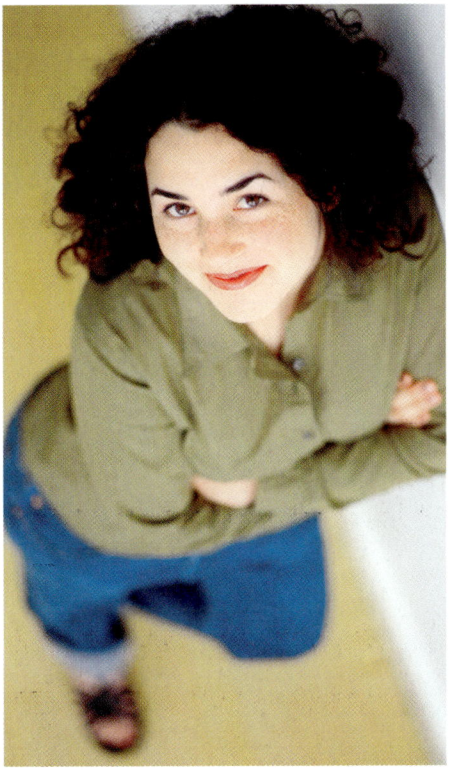

▲ Wichtig ist nicht, wie viele Pfunde man hat, sondern wofür man sie einsetzt!

Rezeptteil, 3. Tag

Morgens: Reissalat mit Huhn

Da fängt der Tag mit Power an!

150 g Langkornreis | 1 Nelke | 1 Lorbeerblatt | 1 Knoblauchzehe | 1 Hähnchenbrustfilet (200 g, von gestern übrig) | Jodsalz | Pfeffer | 1 EL Rosinen | 1 EL Erdnüsse | 1 kleiner Römersalat | 100 g Dickmilch | 4–5 Stängel frischer Koriander

- Reis in Salzwasser mit Nelke und Lorbeer nicht zu weich garen, evtl. überschüssiges Wasser abtropfen lassen. Rosinen untermischen.
- Erdnüsse grob hacken, in einer trockenen Pfanne leicht anrösten.
- Römersalat waschen und in mundgerechte Stücke reißen. Einen Teller mit dem Salat auslegen, Reis und in Scheiben geschnittene Hühnerbrust daraufgeben, mit Erdnüssen bestreuen.
- Dickmilch mit Salz und Pfeffer verrühren und über den Salat gießen, mit Koriandergrün garnieren.

Dazu: Gewürztee (Rezept siehe 2. Tag)

Ca. 720 kcal. Ballaststoffe: Erdnüsse ●●●●●●●●●, Rosinen ●●●●, Römersalat ●, Stoffwechsel-Beschleuniger: Muskat, Kardamom, Ingwer, Tein (= Koffein); Nelken, Jodsalz, Pfeffer, Vitamin C

Mittags: Fenchelauflauf

Schon fertig! Den von gestern aufbewahrten Fenchelauflauf kalt verzehren. Er schmeckt aber auch sehr gut lauwarm, dazu kurz im Backofen erwärmen.

Ca. 315 kcal. Ballaststoffe: Champignons ●●, Fenchel ●●●●, Möhren ●●●, Stoffwechsel-Beschleuniger: Curry, Chili, Jodsalz, Pfeffer

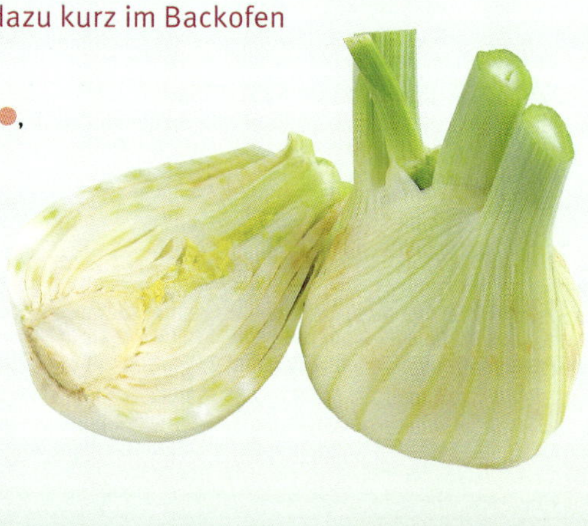

Mittags: Blechkartoffeln mit Weißkrautsalat

Deftig, kräftig, gut!

1 Weißkrautkopf von ca. 800 g (die Hälfte davon brauchen Sie für morgen) | Jodsalz | schwarzer Pfeffer | 1 TL Zucker | 1 EL Chili-Öl | Saft einer Zitrone | 1 Bund Petersilie

- Weißkrautkopf halbieren, eine Hälfte für morgen in den Kühlschrank legen. Die andere Hälfte von den äußersten Blättern befreien, vierteln und den Strunk herausschneiden. Kohl in feine Streifen hobeln.
- Mit Salz und frisch gemahlenem Pfeffer würzen und mit den Händen einige Minuten lang kräftig durchkneten.
- Zitronensaft, Zucker und Chili-Öl in eine Glasflasche geben, kräftig schütteln, über den Salat gießen, durchziehen lassen. Petersilie hacken, untermengen.

Pro Portion Blechkartoffeln:

200 g Kartoffeln | etwas Öl | 20 g Butter | Jodsalz | je 1 TL Cumin (Kreuzkümmel), Curry, Rosmarin und Majoran (getrocknet)

- Backofen auf 200 °C (Gas: Stufe 3) vorheizen.
- Kartoffeln waschen und gut abreiben, aber nicht schälen. Längs durchschneiden und die Schnittfläche rautenförmig einschneiden. Schnittfläche entweder mit Cumin, Curry, Rosmarin oder Majoran einreiben, salzen.
- Backblech ölen, Kartoffeln mit der Schnittfläche nach unten daraufsetzen. Unter jede Kartoffelhälfte und auf jede Kartoffelhälfte ein Butterflöckchen setzen. Salzen.
- Je nach Kartoffelsorte und -größe 45 bis 60 Minuten backen. Die Kartoffeln sollen gut durch sein, innen weich, außen knusprig. Mit dem Krautsalat zusammen essen.

Weißkrautsalat ca. 140 kcal, Blechkartoffeln pro Portion ca. 290 kcal. Ballaststoffe: Weißkraut ●●●, Petersilie ●●●●, Kartoffel ●●, Stoffwechsel-Beschleuniger: Chili, Jodsalz, Pfeffer, Cumin, Curry, Rosmarin, Vitamin C

Nachmittags: Camembert mit Honig-Ingwer-Apfel

Süß, pikant und ein bisschen scharf – der Wachmacher für die zweite Tageshälfte!

4 Walnusskerne | 1 Stück Ingwer | 1 EL Chili-Öl | 1 säuerlicher Apfel, z. B. Boskop oder Braeburn | 2 EL Apfelsaft | 2 EL Balsamessig | 1 TL Honig | schwarzer Pfeffer | 75 g Camembert frischer Estragon | 2 Scheiben Vollkornbrot

- Walnüsse halbieren, in einer trockenen Pfanne rösten, herausnehmen. Ingwer schälen, fein hacken. Öl in der Pfanne erhitzen, Ingwer darin andünsten. Apfel entkernen, in Spalten schneiden.
- Apfelspalten in die Pfanne geben, mit dem Ingwer mischen, dünsten lassen. Mit Apfelsaft, Essig und Honig ablöschen. Leicht pfeffern, Estragon zugeben, vom Herd nehmen. Camembert in Ecken schneiden, auf einem Teller mit den Apfelspalten anrichten, Ingwer-Vinaigrette darübergießen.

Dazu: Vollkornbrot und Orientalischer Kaffee (Rezept siehe 1. Tag)

Ca. 540 kcal inkl. Brot. Ballaststoffe: Vollkornbrot ●●●●, Walnuss ●●●●●●, Apfel ●●, Stoffwechsel-Beschleuniger: Ingwer, Chili, Pfeffer; Zimt, Kardamom, Nelken, Koffein

Abends: Thunfisch auf Gemüse

Fisch mit Sellerie und Tomaten – gesund und lecker!

1 Thunfisch-Kotelett (200 g) | Zitronenpfeffer | Jodsalz | Cumin | 200 g Champignons | 150 g Tomaten | 1 Stängel Staudensellerie | 2 EL Chili-Öl | schwarzer Pfeffer

- Thunfisch mit Salz, Cumin und Zitronenpfeffer einreiben. Champignons in Scheibchen schneiden. Tomatenfruchtfleisch fein würfeln. Sellerie in Streifen schneiden.
- 1 EL Öl in der Pfanne erhitzen, die Fischkoteletts darin auf jeder Seite 3 Minuten braten. Koteletts herausnehmen, in derselben Pfanne die Champignons im restlichen Öl braun anbraten. Sellerie zugeben, salzen und pfeffern. Unter Rühren anbraten, mit wenig Wasser ablöschen. Tomaten zugeben und 5 Minuten dünsten.
- Gemüse auf einem vorgewärmten Teller anrichten, Fischkoteletts daraufgeben, mit schwarzem Pfeffer oder Zitronenpfeffer leicht überstäuben.

Ca. 630 kcal. Ballaststoffe: Champignons ●●, Tomaten ●, Staudensellerie ●◗, Stoffwechsel-Beschleuniger: Chili, Cumin, Jodsalz, Pfeffer

Dynamik pur: Der vierte Tag

7.30 Uhr Aufstehen

8 Uhr Rein in den Tag! Zum Aufwachen heute: Tautreten. Gehen Sie eine Viertelstunde barfuß durchs taufeuchte Gras – der Kältereiz zusammen mit dem Kitzeln des Grases ist stoffwechselanregend wie eine Fußreflexzonenmassage! Großstadtbewohner müssen genau hinschauen: In öffentlichen Rasenflächen können sich unerfreuliche Überraschungen (Abfall, Glasscherben) verbergen.

9 Uhr Frühstücken Sie mit Genuss, und machen Sie gleich den Dattelsalat für nachmittags – er muss noch ziehen!

10 Uhr Eine Stunde flott marschieren.

11 Uhr Zeit zum Kochen.

12.30 Uhr Mittagessen. Nur essen! Kein Buch, kein Fernseher!

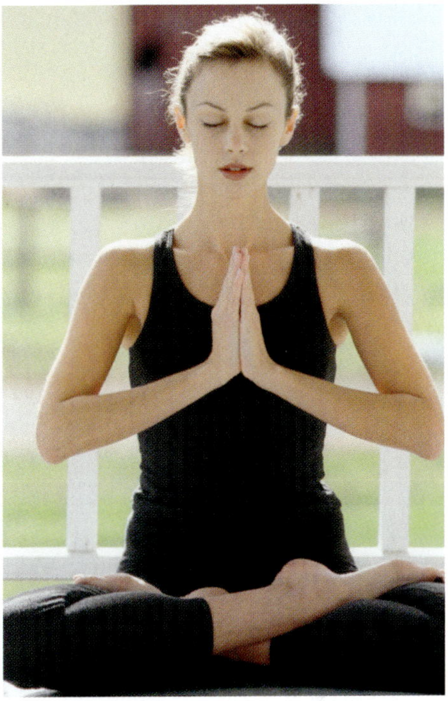

▲ Yoga-Übungen wirken am besten, wenn sie täglich durchgeführt werden.

AUS DEM AYURVEDA

Ayurvedischer Darmstärker

Eine Sternanis-Frucht und eine Kardamom-Kapsel mit der Gewürzmühle in ein Glas mahlen. Eine Prise Jodsalz zugeben. Zwei Teelöffel Ingwersaft und eine halbe Zitrone dazupressen. Mit Pflaumensaft aus dem Reformhaus aufgießen, gut umrühren. Mit Rohrzucker süßen.

Dieses Getränk beseitigt Verstopfung auf natürliche Weise, ohne den Darm zu reizen, stärkt und vitalisiert den gesamten Organismus.
Trinken Sie es daher am besten morgens oder vormittags. Nach 16 Uhr sollten Sie diesen „Wachmacher“ nicht mehr zu sich nehmen.

14 Uhr Es ist Zeit für Ihren Nachmittags-Spaziergang – eine Stunde zügig gehen! Danach belohnen Sie sich mit einem gemütlichen Nachmittagskaffee.

15 Uhr Nachmittagskaffee.

16 Uhr Anti-Dünnenterror-Training: Nehmen Sie eines der Argumente, warum Dicksein schrecklich ist, und übertreiben Sie es dann so lange, bis Sie lachen müssen.

Zum Beispiel so: „Es ist schrecklich, dick zu sein, weil man einfach keine schicken Klamotten in Größe 52 bekommt. Ich werde mir eine Ganzkörper-Mega-Wollsocke in Giftgrün stricken, das ist dann auch furchtbar, aber kostet wenigstens nicht so viel. Oder ich mäste Karl Lagerfeld so lange, bis er zwei Zentner wiegt, vielleicht macht er dann ja mal tragbare Mode für Nicht-Bohnenstangen." Durchaus möglich, dass Ihnen dabei sogar eine kreative Idee kommt. Vielleicht können Sie als Beraterin für ein Modehaus arbeiten? (Nehmen Sie ein altes Foto mit. Sie werden ja demnächst schlank sein.)

17 Uhr 15 Minuten Yoga, danach Abendessen kochen.

18 Uhr Abendessen. Wenn Sie fernsehen wollen, müssen Sie sich das „erlaufen": Pro Stunde Fernsehen 10 Minuten auf der Stelle laufen, so schnell Sie können. Bei jedem dritten Schritt die Knie heben, bis der Oberschenkel waagrecht ist (oder so hoch Sie können).

Heute gönnen Sie sich eine entschlackende Bürstenmassage, danach ein heißes Schlankheitsbad, und zum Abschluss verwöhnen Sie Ihre Haut mit pflegenden Ölen. Die Anleitungen dafür finden Sie im Kapitel „Bewegung fürs Gewebe" ab Seite 104.

- Für den Rezeptteil des 4. Tages berechnen Sie Ihren (Mindest-) Kalorienbedarf bitte wie am Anfang dieses Kapitels beschrieben.

2000 kcal entsprechen:
morgens: 1 Kresse-Ei-Brötchen
mittags: Weißkrautsuppe
Kalbsschnitzel mit Polenta
nachmittags: Dattel-Dessert
abends: 1 Portion Paprikaroulade

2500 kcal entsprechen
morgens: 1 Kresse-Ei-Brötchen
mittags: Weißkrautsuppe
Kalbsschnitzel mit Polenta
nachmittags: Dattel-Dessert
abends: 2 Portionen Paprikaroulade

3000 kcal entsprechen
morgens: 2 Kresse-Ei-Brötchen
mittags: Weißkrautsuppe
Kalbsschnitzel mit Polenta
nachmittags: Dattel-Dessert
abends: 2 Portionen Paprikaroulade

Rezeptteil, 4. Tag

Morgens: Brötchen mit Kresse und Ei

pro Brötchen:

1 Vollkornbrötchen | 1 Ei | Jodsalz | schwarzer Pfeffer | 1 EL fettarme Mayonnaise | 1 Karton Kresse

- Ei hart kochen (7–9 Minuten), abschrecken (aber nicht kalt werden lassen), pellen.
- Vollkornbrötchen halbieren, mit Mayonnaise bestreichen, Kresse abschneiden und daraufstreuen. Ei in Scheiben schneiden, Brötchen damit belegen, salzen und pfeffern.

Dazu: Orientalischer Kaffee (siehe 1. Tag)

Pro Brötchen: ca. 410 kcal. Ballaststoffe: Vollkornbrötchen ●●●●●, Kresse ●●●. Stoffwechsel-Beschleuniger: Zimt, Kardamom, Nelken, Koffein; Jodsalz, Pfeffer, Vitamin C

Mittags: Deftige Weißkrautsuppe

Diesmal die norddeutsche Version ...

400 g Weißkraut (von gestern übrig) | 2 Kartoffeln | Instant-Gemüsebrühe | 2 TL Cumin oder Kümmel | 20 g Speckwürfel | 2 EL gehackte Petersilie | schwarzer Pfeffer | Jodsalz

- Weißkraut in ca. 2 cm breite Streifen schneiden. Kartoffeln schälen, in kleine Würfel schneiden. Gemüsebrühe mit einem Dreiviertelliter Wasser zum Kochen bringen, Kohl, Kartoffeln und Cumin bzw. Kümmel zugeben, bei mittlerer Hitze eine halbe Stunde kochen lassen. Speck in einer trockenen Pfanne knusprig braun braten.
- Suppe in einen tiefen Teller geben, die Speckwürfel und die Petersilie darübergeben. Evtl. nachsalzen und mit schwarzem Pfeffer übermahlen. Ergibt 2 Teller.

Ca. 400 kcal (insgesamt). Ballaststoffe: Weißkraut ●●●, Petersilie ●●●●, Kartoffel ●●, Stoffwechsel-Beschleuniger: Jodsalz, Pfeffer, Cumin, Vitamin C

Mittags: Kalbsschnitzel mit Paprika und Polenta

Wie bei Mamma in Italien ...

1 Zwiebel | 2 Knoblauchzehen | 3 TL Chili-Öl | ¼ l Instant-Gemüsebrühe | Jodsalz 70 g Maisgrieß (Polenta) | 2 rote Paprika | 1 gelbe Paprika | 3 EL Koch-Sherry | schwarzer Pfeffer | 1 Kalbsschnitzel (200 g) | frischer Salbei

- Zwiebel und Knoblauch schälen und hacken. 1 TL Öl erhitzen, 1 EL Zwiebelwürfel darin anbraten. Mit der Gemüsebrühe ablöschen, aufkochen. Maisgrieß einrieseln und aufquellen lassen. Evtl. etwas nachsalzen. Ein Stück Alufolie oder ein Backblech fetten, Polenta darauf 1–2 cm dick aufstreichen, kalt stellen.
- Paprika waschen, putzen, in ca. 2 cm breite Streifen schneiden. Mit den restlichen Zwiebelwürfeln und dem Knoblauch in Sherry und 3-4 EL Wasser weich dünsten.
- Schnitzel salzen, pfeffern und im restlichen Öl von jeder Seite 2 Minuten bei großer Hitze braun anbraten. Salbeiblätter zugeben und vom Herd nehmen. Mit dem Gemüse und der in Rauten geschnittenen Polenta auf einem großen Teller anrichten.

Insgesamt ca. 570 kcal. Ballaststoffe: Zwiebel ●●, Maisgrieß ●●●●●, Paprika ●●●, Stoffwechsel-Beschleuniger: Chili, Jodsalz, Pfeffer, Salbei

Nachmittags: Dattel-Dessert mit Orangen

Dieses ayurvedische Rezept beendet jeden nachmittäglichen „Durchhänger“

2 unbehandelte Orangen | 1 EL Honig | 1 Tütchen Vanillezucker | 1 TL Zimt | 1 Prise gemahlener Sternanis | 50 g Datteln

- Datteln entsteinen und vierteln. Orangen heiß waschen, etwas Schale abreiben, eine Orange auspressen. Saft, Schale, Honig, Vanillezucker und Gewürze verrühren und die Datteln darin marinieren.
- Die andere Orange mit der Schale in dünne Scheiben schneiden. Orangenscheiben auf einem Teller anrichten, Datteln und Honigsauce darübergeben. Dazu: Orientalischer Kaffee (Rezept siehe 1. Tag).

Insgesamt ca. 260 kcal. Ballaststoffe: Orange ●◗, Datteln ●●●●●●●●, Stoffwechsel-Beschleuniger: Zimt, Anis, Vitamin C; Kardamom, Nelken, Koffein

Abends: Paprikaroulade mit Schafskäse

Der Grund, warum es in Griechenland so viele Hundertjährige gibt.
Und fast alle schlank!

Pro Portion

1 rote Paprika | 1 gelbe Paprika | 100 g Schafskäse (Feta) | 1 rote Zwiebel | 2 Zweige frischer Thymian (ersatzweise getrockneter Thymian) | Jodsalz | schwarzer Pfeffer 1 TL Chili-Öl | 2 Scheiben Vollkornbrot

- Bereiten Sie eine Rouladenportion mehr zu, als Sie heute essen, denn die brauchen Sie morgen als Vorspeise! Im Kühlschrank aufbewahren.
- Backofen auf 250 °C (Gas: Stufe 3) vorheizen. Paprika im Ganzen auf ein Backblech geben, in den Ofen schieben. Sobald die Schale Blasen wirft, herausnehmen und mit einem feuchten Tuch abdecken.
- Abkühlen lassen, die Haut abziehen, Stängelansätze herausschneiden. Paprikaschote längs aufschlitzen und die Kerne herausschaben.
- Schafskäse klein würfeln, Zwiebel klein hacken, Thymianblättchen von den Stängeln zupfen. Käse, Zwiebeln und Thymian vermischen und mit Pfeffer würzen. In die Schoten füllen, die Schoten mit Holzspießchen (ersatzweise Zahnstochern) oder Rouladenspießen verschließen.
- Auflaufform mit Öl auspinseln, Paprikarouladen bei 180 °C (Gas: Stufe 2) eine Viertelstunde im Ofen backen.

Dazu: Vollkornbrot.

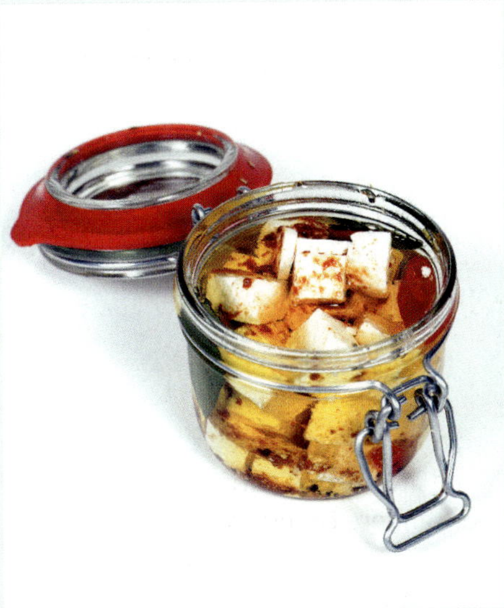

Ca. 450 kcal (inkl. Brot). Ballaststoffe: Paprika ●●●, Vollkornbrot ●●●●●, Zwiebel ●●, Stoffwechsel-Beschleuniger: Chili, Jodsalz, Pfeffer, Thymian

Einkaufen für Tag 5, 6 + 7

Für den 5. Tag brauchen Sie

einige Zweige frischen Thymian
⅛ l Sahne
25 g frisch geriebenen Parmesan
150 g Lachsfilet
1 kleine Flasche Sesamöl
300 g gemischte Beeren oder Mandarinen
10 Blatt frische Minze

Für das Ayurveda-Rezept:
1 frische Ananas, Bioghurt

Für die nun folgenden Zutaten berechnen Sie bitte zunächst Ihren Mindest-Energiebedarf wie weiter vorn in diesem Kapitel beschrieben:

	2000 kcal	2500	3000
Blattspinat	100 g	100	300
Kirschtomaten	4 Stück	4	12
Schafskäse	60 g	60	180
Zitronengras	2 Stängel	4	4
Hähnchenfilet	200 g	400	400
Zuckerschoten	300 g	600	600
Frühlingszwiebeln	2 Bund	4	4
Kresse	1 Karton	2	2

Für den 6. Tag brauchen Sie:

1 kleinen Kopf Salat
150 g rote Linsen
150 g Lammkoteletts
750 g Blattspinat

	2000 kcal	2500	3000
Dinkel- o. Roggenbrötchen	1 Stück	1	3
Kassler	20 g	20	60
Limburger Käse, 20%	50 g	50	150
Gewürzgurke	1 Stück	1	3
Petersilie	4 Zweige	4	12
Zitrone	1 Stück	1	2
Banane	–	1	1
Rum	–	20 ml	20 ml
Limette	–	1	1

Für den 7. Tag brauchen Sie:

1 Kopf Radicchio
1 Pckg. Spaghetti
3 rohe Riesengarnelen, geschält
etwas frisches Basilikum
100 g Vollkorn-Honigkuchen
150 g fettarmen Frischkäse
Amaretto-Mandellikör (Bedarf: 1 EL)
1 kleine Mango
1 Bund frische Petersilie
3 Limetten
200 g Kabeljaufilet

	2000 kcal	2500	3000
Frühstücksspeck	2 Scheiben	4	6
Avocado	1 Stück	1	2
blaue Trauben	100 g	150	200
Fleischtomaten	200 g	400	400
Paprika	1 Stück	2	2
Zucchini	150 g	300	300

Dynamik pur: Der fünfte Tag

7.30 Uhr Aufstehen!

8 Uhr Als Stoffwechsel-Kick eine Wechseldusche: 3 Minuten heiß, 30 Sekunden kalt, zweimal wiederholen.

9 Uhr Lassen Sie sich Zeit zum Frühstücken.

10 Uhr Eine Stunde flott marschieren.

11 Uhr Zeit zum Kochen.

12.30 Uhr Mittagessen. Legen Sie heute nach jedem Bissen das Besteck weg, und beschäftigen Sie sich nur mit dem Bissen, den Sie gerade im Mund haben.

14 Uhr Es ist Zeit für Ihren Nachmittags-Spaziergang – eine Stunde zügig gehen! Danach belohnen Sie sich mit einem gemütlichen Nachmittagstee.

15 Uhr Nachmittagstee.

16 Uhr Anti-Dünnenterror-Training: Stellen Sie sich vor, Sie wären wunderschön und superschlank. Gut. Und jetzt stellen Sie sich vor, dass jeder Mann, dem Sie begegnen, sich nur mit Ihnen als Trophäe schmücken will, Ihnen nicht den geringsten Grips zutraut und sich nach zehn Minuten Gespräch zwar genauestens an Ihre BH-Größe erinnern kann, aber an kein Wort, das Sie gesagt haben. Das ist für superschlanke schöne Frauen der Normalfall.

Merke: Schlank sein ist nicht alles!

17 Uhr 15 Minuten Yoga. Danach das Abendessen zubereiten.

18 Uhr Abendessen. Essen Sie mit Ruhe und Genuss!

AUS DEM AYURVEDA

Ayurvedische Ananas-Lassi

100 Gramm püriertes Ananas-Fruchtfleisch (ersatzweise Ananaspüree aus dem Reformhaus), 250 g Bioghurt und 1 EL Rohrzucker verrühren. Mit der Gewürzmühle eine Sternanis-Frucht und eine Nelke darübermahlen, gut vermischen. Einen halben Liter Wasser langsam zugießen, während man die Lassi mit dem Mixer schaumig rührt.

Lassi ist gut für alle ayurvedischen Typen, besonders aber für „Kapha" (siehe Selbsttest „Sind Sie Kapha?"). Es fördert eine gesunde Darmflora und verbessert die Verdauung, wirkt stoffwechselanregend und regenerierend. Die frische Ananas verstärkt die Bildung von Magensäure und beschleunigt dadurch das Zerlegen der Nahrung.

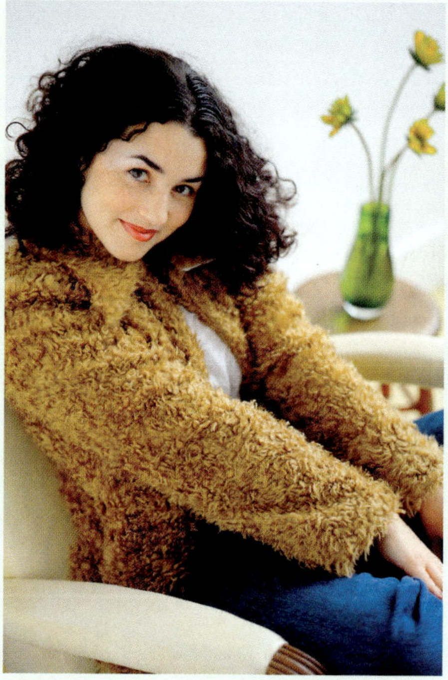

▲ TV-Training: Raus aus dem Sessel und zehn Minuten auf der Stelle laufen.

Info

Der Stoffwechsel-Booster

Knabbern Sie zusätzlich morgens, mittags und abends jeweils drei rohe geschälte Mohrrüben. Gründlich kauen!

Dazu essen Sie jeweils ein kleines (!) Stück Brot, das Sie in Chiliöl getaucht haben. Das Öl macht die Vitamine der Möhren besser verwertbar.

Wenn Sie heute abend fernsehen wollen, müssen Sie sich das „erlaufen“: Pro Stunde Fernsehen 10 Minuten auf der Stelle laufen, so schnell Sie können.

Oder Sie gönnen sich eine entschlakende Bürstenmassage, danach ein Schlankheitsbad, und zum Abschluss verwöhnen Sie Ihre Haut mit pflegenden Ölen. Die Anleitungen dafür finden Sie im Kapitel „Bewegung fürs Gewebe“.

- Für den Rezeptteil des 5. Tages berechnen Sie Ihren (Mindest-) Kalorienbedarf bitte wie am Anfang dieses Kapitels beschrieben.

2000 kcal entsprechen:
morgens: 1 Portion Spinatsalat
mittags: Paprikaroulade
Kartoffel-Apfelgratin mit Lachs
nachmittags: Obstsalat
abends: 1 Portion Huhn

2500 kcal entsprechen
morgens: 1 Portion Spinatsalat
mittags: Paprikaroulade
Kartoffel-Apfelgratin mit Lachs
nachmittags: Obstsalat mit Honigsauce
abends: 2 Portionen Huhn

3000 kcal entsprechen
morgens: 3 Portionen Spinatsalat
mittags: Paprikaroulade
Kartoffel-Apfelgratin mit Lachs
nachmittags: Obstsalat mit Honigsauce
abends: 2 Portionen Huhn

Rezeptteil, 5. Tag

Morgens: Tomaten-Spinat-Salat

pro Portion

1 unbehandelte Zitrone | Jodsalz | schwarzer Pfeffer | 1 TL Honig | 1 EL Chili-Öl | 1 Knoblauchzehe | 100 g junger Blattspinat | 4 Kirschtomaten | 60 g Schafskäse (Feta) | frischer Thymian (ersatzweise getrockneter Thymian) | 1 Scheibe Vollkornbrot

- Zitrone heiß abspülen und gut abreiben. Mit einem Zestenreißer feine Streifen der Schale abziehen oder die Schale dünn schälen und in feine Streifchen schneiden.
- Saft auspressen, Salz, Pfeffer und Honig zugeben, Knoblauch dazupressen, Öl darunterschlagen.
- Spinat waschen und putzen, mit den halbierten Tomaten und dem gewürfelten Käse mischen, Zitronenschalenstreifen darüberstreuen, mit dem Dressing übergießen.

Dazu: Vollkornbrot, Gewürztee (Rezept siehe 2. Tag).

Pro Portion: ca. 280 kcal. Ballaststoffe: Spinat ●●, Vollkornbrot ●●●●●, Stoffwechsel-Beschleuniger: Tein (= Koffein), Muskat, Kardamom, Ingwer; Chili, Pfeffer, Jodsalz, Thymian, Vitamin C

Mittags: Paprikaroulade

Schon fertig – die haben Sie noch von gestern übrig! Die Roulade schmeckt auch kalt oder im Backofen aufgewärmt hervorragend.

Ca. 250 kcal (heutige Portion). Ballaststoffe: Paprika ●●●, Vollkornbrot ●●●●●, Zwiebel ●●, Stoffwechsel-Beschleuniger: Chili, Jodsalz, Pfeffer, Thymian

Mittags: Kartoffel-Apfel-Gratin mit Lachs

Erde, Himmel und Meer harmonisch vereint in einer Auflaufform

400 g festkochende Kartoffeln | 2 kleine säuerliche Äpfel (Boskop, Braeburn) 2 EL Zitronensaft | 1/8 l Schlagsahne | 2 Eier | Jodsalz | schwarzer Pfeffer 1 TL frisch gemahlener Anis | 25 g frisch geriebener Parmesan | etwas Butter | Lachsfilet (150 g) | 1 EL Chili-Öl

- Backofen auf 200 °C (Gas: Stufe 3) vorheizen.
- Kartoffeln waschen und in ca. 20 Minuten fast gar kochen. Äpfel waschen, gut abreiben und in Spalten schneiden. Sofort mit Zitronensaft beträufeln, damit sie nicht braun werden.
- Kartoffeln pellen und in Scheiben schneiden. Dachziegelartig abwechselnd mit den Apfelspalten in eine gefettete Auflaufform schichten.
- Die Sahne mit den Eiern verquirlen, mit Salz, Pfeffer und Anis kräftig würzen. Über die Apfel-Kartoffel-Schicht gießen, mit dem Parmesan bestreuen.
- Eine Dreiviertelstunde im Backofen gratinieren.
- Das Lachsfilet im heißen Öl von jeder Seite 3 Minuten braten, salzen. Lachsfilet und zwei Drittel des Kartoffel-Apfel-Gratins auf einem Teller anrichten. Evtl. das Gratin mit Salz und (wenig) Pfeffer nachwürzen.
- Das restliche Drittel des Gratins ist als Vorspeise für morgen gedacht. Im Kühlschrank aufbewahren.

Ca. 960 kcal (heutige Portion). Ballaststoffe: Kartoffel ●●, Apfel ●●, Stoffwechsel-Beschleuniger: Jodsalz, Pfeffer, Anis, Vitamin C

Nachmittags: Obstsalat in Honig-Ingwer-Sauce

Für jeden was dabei: Obst und Honig schmecken süß, Ingwer scharf, Zitrone sauer

300 g gemischte süße Beeren (Erdbeeren, Himbeeren, …) oder Mandarinen | 1 walnussgroßes Stück Ingwer | 1 EL Mandelblättchen | 2 EL Zitronensaft | 2 TL Honig | frische Minze

- Mandeln in einer trockenen Pfanne leicht bräunen. Ingwer schälen und fein reiben. Beeren waschen bzw. Mandarinen schälen und in Spalten teilen.
- 3 EL Wasser erwärmen, Ingwer, Zitronensaft und Honig zugeben. Heiß werden lassen, vom Herd nehmen, Früchte zugeben, kurz schwenken, in eine Schale schütten.

- Mandelblättchen darüberstreuen, mit Minzzweigen garnieren.

Dazu: Gewürztee (Rezept siehe 2. Tag)

Pro Portion: ca. 160 kcal. Ballaststoffe: Beeren ●● bis ●●●, Mandarinen ●●, Minze ●●●●, Stoffwechsel-Beschleuniger: Muskat, Kardamom, Ingwer, Tein (= Koffein); Minze, Vitamin C

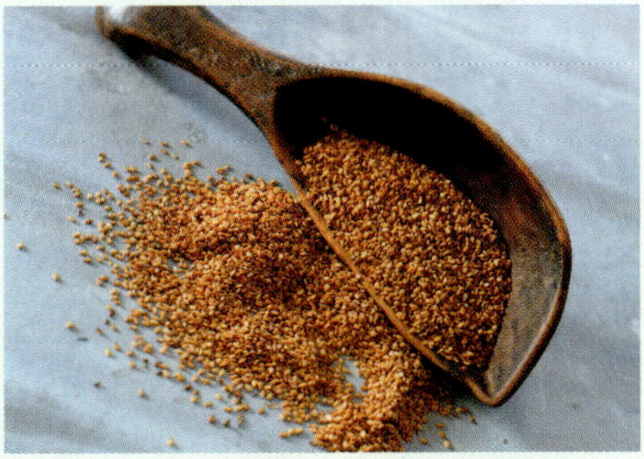

Abends: Huhn mit Zuckerschoten und Zitronengras

Zuckerschoten sind zarte Erbsenhülsen mit Baby-Erbsen, die im Ganzen gegessen werden

pro Portion

**2 Stängel Zitronengras | 1 Zitrone | Jodsalz | schwarzer Pfeffer | 1 Hähnchenfilet (200 g)
300 g Zuckerschoten | 1 walnussgroßes Stück Ingwer | 2 Bund Frühlingszwiebeln
1 TL Sesamöl (ersatzweise: 30 g geröstete Sesamsamen oder 1 EL Tahin-Sesampaste)
1 TL Chili-Öl | 1 Karton Kresse**

- 2 Frühlingszwiebeln hacken, Zitronengras in grobe Stücke zerteilen. Zitrone auspressen. 3 EL Saft zurückbehalten, restlichen Zitronensaft, Zwiebel, Zitronengras, Salz und Pfeffer mit einer Tasse Wasser aufkochen. Das Hähnchenfilet darin ca. 10 Minuten garen lassen.
- Filet herausnehmen. Zuckerschoten in der Brühe 5 Minuten blanchieren, Kochsud abgießen.
- Ingwer schälen, würfeln, durch die Knoblauchpresse drücken, mit 3 EL Zitronensaft, Pfeffer, Salz und Ölen verrühren. Restliche Frühlingszwiebeln dünn in schräge Ringe schneiden.
- Hähnchenfilet in Scheiben schneiden, mit den Zuckerschoten, den Frühlingszwiebeln und der Kresse auf einem Teller anrichten, mit dem Dressing übergießen.

Pro Portion ca. 400 kcal. Ballaststoffe: Kresse ●●●, Zuckerschoten ●●●●. Stoffwechsel-Beschleuniger: Jodsalz, Pfeffer, Ingwer, Chili, Vitamin C

Dynamik pur: Der sechste Tag

7.30 Uhr Aufstehen!

8 Uhr Zum Aufwachen: Nadi Shodhana, die Wechselatmung aus dem Hatha-Yoga. Eine genaue Anleitung finden Sie im Kapitel „Schlank im Schlaf".

9 Uhr Frühstück

Info

Planen Sie jetzt Ihr Sportprogramm

Das Bodynamics®-Aufbauprogramm (siehe Kapitel „Fitness für Faule") führt Sie ganz sanft vom Gehen zum Joggen – eine der einfachsten und preiswertesten Möglichkeiten, zu trainieren.

Sie können aber, wenn Ihnen das mehr liegt, auch eine andere Sportart wählen. Probieren Sie ein paar Möglichkeiten aus, um zu sehen, was Ihnen am besten gefällt. Anregungen dazu finden Sie im Kapitel „Alle Dauerläufer sind dünn".

Sehr gut für den Muskelaufbau – und damit für die Stoffwechselanregung – ist auch Krafttraining. Das muss einem allerdings liegen. Lassen Sie sich daher nicht dazu überreden, gleich einen Vertrag über einen längeren Zeitraum in einem Fitness-Center zu unterschreiben, sondern nehmen Sie erst einmal ein paar Probestunden.

10 Uhr Eine Stunde spazieren gehen.

Wie kommen Sie mit Ihrem Spaziergang-Pensum zurecht? Macht es Ihnen noch Mühe? Lassen Sie sich nicht entmutigen, und machen Sie tapfer weiter. Sie werden sehen: Es wird Ihnen von Tag zu Tag leichter fallen.

Wenn Sie aber Ihre zwei Stunden Gehen pro Tag bereits problemlos schaffen oder sich sogar ein wenig unterfordert fühlen, dann fangen Sie gleich heute mit dem Aufbautraining an. Das Superleicht-Programm „Vom Spaziergänger zum Jogger" finden Sie im Kapitel „Fitness für Faule". Und lassen Sie sich so bald wie möglich von einem Profi „live" die optimale Lauftechnik zeigen!

11 Uhr Zeit zum Kochen.

12.30 Uhr Mittagessen.

14 Uhr Nachmittags-Spaziergang

15 Uhr Nachmittags-Snack

16 Uhr Anti-Dünnenterror-Training: Gehen Sie irgendwohin, wo Sie sich normalerweise nicht hintrauen, weil Sie sich zu dick fühlen: ins Schwimmbad, in die Oper, in eine sündhaft teure Designerboutique. Das wird Ihnen wahrscheinlich nicht leicht fallen, und es ist

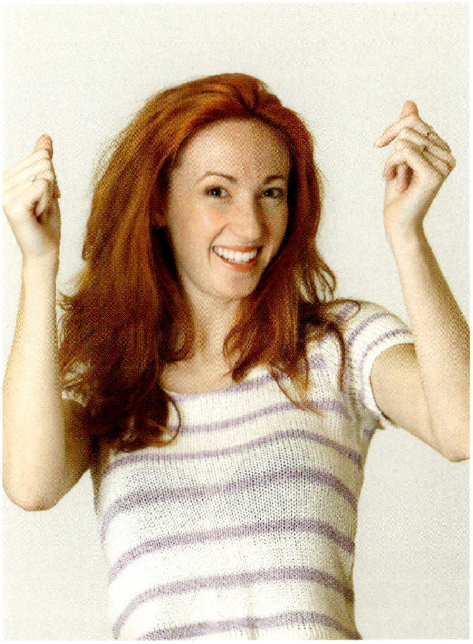

▲ Frischer, fitter, fröhlicher: Merken Sie was? Bodynamics® wirkt!

durchaus möglich, dass Sie unerfreuliche Kommentare zu hören bekommen (schließlich haben Sie einen Grund dafür, dass Sie da normalerweise nicht hingehen). Aber erstens ist die Welt nicht nur für Dünne da, und zweitens müssen Sie schon mal üben – mit Bodynamics® werden Sie ja in absehbarer Zeit normalgewichtig sein.

17 Uhr 15 Minuten Yoga, dann Abendessen kochen.

18 Uhr Abendessen. Danach wieder „Tausche Sport gegen Fernsehen": Pro Stunde Fernsehen 10 Minuten auf der Stelle laufen, so schnell Sie können. Bei jedem dritten Schritt die Knie heben, bis der Oberschenkel waagrecht ist (oder so hoch Sie können).

Oder Sie gönnen sich eine entschlackende Bürstenmassage und danach ein Schlankheitsbad. Mehr dazu im Kapitel „Bewegung fürs Gewebe".

- Für die Rezepte berechnen Sie Ihren (Mindest-) Kalorienbedarf wie am Anfang dieses Kapitels beschrieben.

2000 kcal entsprechen:
morgens: 1 Lim-Burger mit Orientalischem Kaffee (Rezept siehe 1. bzw. 6. Tag) statt Kapha-Tee
mittags: Kartoffel-Apfel-Gratin
Gourmet-Linsen mit Lamm
nachmittags: Orientalischer Kaffee
abends: Spanischer Spinat

2500 kcal entsprechen
morgens: 1 Lim-Burger mit Kapha-Tee
mittags: Kartoffel-Apfel-Gratin
Gourmet-Linsen mit Lamm
nachmittags: Creolische Bananen
abends: Spanischer Spinat

3000 kcal entsprechen
morgens: 3 Lim-Burger mit Kapha-Tee
mittags: Kartoffel-Apfel-Gratin
Gourmet-Linsen mit Lamm
nachmittags: Creolische Bananen
abends: Spanischer Spinat

Rezeptteil, 6. Tag

Morgens: Ayurvedischer Kapha-Tee. Bringen Sie einen Viertelliter Wasser zum Kochen, und geben Sie eine viertel Stange Zimt, 2 Nelken, 1 Prise grob gemahlenen schwarzen Pfeffer, ein nussgroßes Stück Ingwerwurzel (geschält und in 3–4 Stücke geschnitten), 1 Kapsel Kardamom, 1 Messerspitze Kurkuma, 1 Prise Safran und 1 Teelöffel Rohrzucker hinzu. 10 Minuten kochen lassen, einen Viertelliter Milch dazugießen, einmal aufwallen lassen, 5 Minuten ziehen lassen, abseihen und in kleinen Schlucken trinken. Da werden nicht nur Sie wach, sondern auch Ihr Stoffwechsel!

Ca. 140 kcal. Stoffwechsel-Beschleuniger: Zimt, Nelken, Pfeffer, Ingwer, Kardamom, Kurkuma

Morgens: Lim-Burger

pro Sandwich

1 Dinkel- oder Roggenbrötchen | einige Salatblätter | 1 Scheibe Kassler (20 g) | 50 g Limburger Käse (20% Fett) | 1 Gewürzgurke | 1 Zwiebel | 4 Zweige glatte Petersilie | Saft einer halben Zitrone | 1 EL Chili-Öl | Jodsalz

- Brötchen durchschneiden. Gehackte Petersilie, Zitronensaft, Salz und Chili-Öl in ein verschließbares Glasgefäß geben, kräftig schütteln, über die Brötchenhälften gießen.
- Salatblätter, Kassler und in dünne Scheiben geschnittenen Käse daraufschichten.
- Zwiebelringe und in Längsstreifen geschnittene Gurke darauf anrichten.

Pro Sandwich: ca. 310 kcal. Ballaststoffe: Roggenbrötchen ●●●●●●, Zwiebel ●●, Petersilie ●●●●, Stoffwechsel-Beschleuniger: Jodsalz, Chili, Vitamin C

Mittags: Kartoffel-Apfel-Gratin

Schon fertig – das haben Sie noch von gestern übrig! Das Gratin kann kalt gegessen werden, schmeckt aber auch lauwarm (im Backofen erwärmt) sehr gut.

Ca. 260 kcal (heutige Portion). Ballaststoffe: Kartoffel ●●, Apfel ●●, Stoffwechsel-Beschleuniger: Jodsalz, Pfeffer, Anis, Vitamin C

Mittags: Gourmet-Linsen mit Lamm

Vergessen Sie alles, was Sie über Linsen wissen. Sie schmecken wunderbar!

1 EL Chili-Öl | 2 Knoblauchzehen | 1 Zwiebel | 1 TL gemahlene Kurkuma | 1 EL Koriandersamen | 1 TL Cumin | 150 g rote Linsen, halbiert, gewaschen | 1 EL Tomatenmark
2 EL Tomatenketchup | Instant-Gemüsebrühe | Jodsalz | schwarzer Pfeffer | etwas Zucker
2 kleine Lammkoteletts (150 g) | 1 EL Chili-Öl | 1 EL getrockneter Rosmarin

- Zwiebel und Knoblauchzehen fein hacken. Öl erhitzen, Knoblauch, Zwiebel und Gewürze etwa 5 Minuten anbraten. Linsen, Tomatenmark und Ketchup zugeben, gut umrühren. Instant-Brühe (ausreichend für 600 ml Wasser) und 600 ml Wasser zugeben, aufkochen lassen. Mit Salz, Pfeffer und (wenig) Zucker abschmecken. Hitze reduzieren und 35–40 Minuten köcheln lassen, bis die Linsen gar, aber noch bissfest sind.
- Nach ca. 20 Minuten der Linsen-Kochzeit Lammkoteletts in heißem Öl von beiden Seiten scharf anbraten, Hitze reduzieren, in 5 Minuten gar braten, mit Rosmarin bestreuen, vom Herd nehmen. Die Koteletts sollen noch etwa 5 Minuten ruhen, bevor sie gegessen werden.

Insgesamt ca.1030 kcal. Ballaststoffe: Zwiebel ●●, Linsen ●●●●●●●●●●, Stoffwechsel-Beschleuniger: Chili, Jodsalz, Kurkuma, Koriander, Cumin, Pfeffer, Rosmarin

Nachmittags: Kreolische Bananen

Verführt zum Träumen von der Karibik – süß, pikant und vor allem: mit Rum!

1 große reife Banane | 5 g Butter | 10 g brauner Zucker | 20 ml brauner Rum | 2 EL Zitronensaft | frisch gemahlene Muskatnuss | Chilipulver

- Backofen auf 175 °C (Gas: Stufe 2) vorheizen.
- Banane schälen, in Scheiben schneiden, ein feuerfestes Förmchen damit auslegen. Butterflöckchen daraufgeben, mit Zucker bestreuen, Rum und Zitronensaft darüberträufeln. Muskatnuss darüberreiben.
- Im vorgeheizten Ofen 35–40 Minuten backen, bis die Bananen weich und braun sind und süß duften.
- Im Förmchen servieren. Nach Geschmack (erst probieren!) einen Hauch Chilipulver zum „Anschärfen" darübergeben.

Dazu: Orientalischer Kaffee (Rezept siehe 1. Tag).

Ca. 260 kcal. Ballaststoffe: Banane ●●, Stoffwechsel-Beschleuniger: Chili, Muskat, Vitamin C; Zimt, Kardamom, Nelken, Koffein

Abends: Spanischer Spinat

Sechs Knoblauchzehen! Vampire (und Erkältungsviren) werden einen Bogen um Sie machen!

3 TL Chili-Öl | 6 Knoblauchzehen | 1 Zwiebel | 750 g Blattspinat | 50 g Rosinen | 30 g Speckwürfel | Jodsalz | schwarzer Pfeffer

- Ein Drittel der Menge ist für morgen als Vorspeise.
- Blattspinat verlesen, waschen und gut abtropfen lassen. Knoblauch und Zwiebel fein würfeln. Knoblauch im heißen Öl leicht bräunen, Zwiebel zugeben, glasig werden lassen. Blattspinat und Rosinen zugeben, etwa 5 Minuten dünsten, bis der Spinat zusammengefallen ist. Salzen und pfeffern.
- Speckwürfel in einer trockenen Pfanne bräunen, über den Spinat geben, locker durchmischen. Zwei Drittel davon in einen tiefen Teller geben und sofort servieren.
- Das restliche Drittel in den Kühlschrank für morgen!

Ca. 400 kcal (heutige Portion). Ballaststoffe: Spinat ●●, Rosinen ●●●●●, Stoffwechsel-Beschleuniger: Chili, Jodsalz, Pfeffer

Dynamik pur: Der siebte Tag

7.30 Uhr Aufstehen!

8 Uhr Zum Aufwachen: Tautreten. Gehen Sie eine Viertelstunde barfuß durchs taufeuchte Gras – der Kältereiz zusammen mit dem Kitzeln des Grases ist genauso stoffwechselanregend wie eine Fußreflexzonenmassage!

9 Uhr Frühstück.

10 Uhr Eine Stunde flott marschieren

11 Uhr Zeit zum Kochen. Bereiten Sie jetzt schon die Amaretto-Tiramisu für heute nachmittag zu; sie soll mindestens zwei Stunden lang durchziehen.

12.30 Uhr Mittagessen.

14 Uhr Es ist Zeit für Ihren Nachmittags-Spaziergang – eine Stunde zügig gehen! Danach belohnen Sie sich mit einem gemütlichen Nachmittagskaffee.

15 Uhr Nachmittagskaffee.

16 Uhr Anti-Dünnenterror-Training: Heute tun Sie mal etwas Verbotenes. Kaufen Sie etwas, das fürchterlich dick macht, aber sündhaft gut schmeckt (Stopp! Nur eine kleine Portion!). Legen Sie die „Sünde" auf einen hübschen Teller. Setzen Sie sich andächtig hin. Atmen Sie tief durch. Essen Sie das Kalorienbömbchen mit Genuss und Andacht. Und – ganz wichtig – danach freuen Sie sich, dass es so toll geschmeckt hat.

- Keine Gewissensbisse, keine Schuldgefühle, keine Selbstbezichtigungen. Merke: Sie DÜRFEN alles essen! In vernünftigen Mengen, versteht sich.

17 Uhr 15 Minuten Yoga. Danach sollten Sie mit der Zubereitung des Abendessens beginnen.

Info

Fitnesstrainer gratis

Der Umgang mit vertrauten Menschen ist ein nicht zu unterschätzender Fitness-Faktor. Menschen, die Sie lieben, geben Ihnen tagtäglich viel Energie, Schwung und Motivation. Lassen Sie sich von ihnen bei Ihrem Trainingsprogramm anfeuern – vielleicht will der eine oder andere ja sogar mitmachen?

Sehen Sie bewegungshungrige Kinder (eigene oder fremde), die mit Ihnen toben und spielen wollen, nicht als Nervensägen, sondern als Trainingspartner!

Ein „Leihhund" kann – bei beiderseitiger Sympathie – ein guter Begleiter auf Ihren Spaziergängen sein.

18 Uhr Abendessen.

Danach wieder Fernsehen mit Zusatznutzen: Pro Stunde Fernsehen 10 Minuten auf der Stelle laufen, so schnell Sie können. Bei jedem dritten Schritt die Knie heben, bis der Oberschenkel waagrecht ist (oder so hoch Sie können). So macht Fernsehen fit!

Oder Sie gönnen sich eine entschlackende Bürstenmassage und danach ein Schlankheitsbad. Mehr dazu im Kapitel „Bewegung fürs Gewebe".

- Für die Rezepte berechnen Sie Ihren (Mindest-) Kalorienbedarf wie am Anfang dieses Kapitels beschrieben.

2000 kcal entsprechen:
morgens: 1 Radicchio-Toast
mittags: Spanischer Spinat
Spaghetti dulcamari
nachmittags: Tiramisu
abends: 1 Portion Pisto (mit 200 g Fisch)

2500 kcal entsprechen
morgens: 2 Radicchio-Toasts
mittags: Spanischer Spinat
Spaghetti dulcamari
nachmittags: Tiramisu
abends: 2 Port. Pisto (mit 200 g Fisch)

3000 kcal entsprechen
morgens: 3 Radicchio-Toasts
mittags: Spanischer Spinat
Spaghetti dulcamari
nachmittags: Tiramisu
abends: 2 Port. Pisto (mit 200 g Fisch)

Wie soll's weitergehen?

Heute ist der letzte Tag Ihrer Bodynamics®-Einstiegs-Woche – Zeit, sich zu überlegen, wie Sie Ihre Zukunft gestalten wollen: Wie bauen Sie Bodynamics® in Ihren Alltag ein? Wie soll Ihr Sport- und Bewegungsprogramm aussehen?

Anregungen dafür finden Sie auch in „Bodynamics® ist für immer", dem letzten Kapitel dieses Buches.

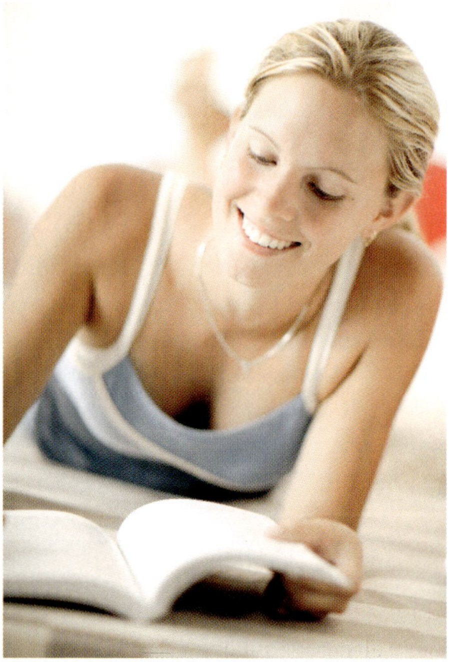

▲ Machen Sie Ihren persönlichen Bodynamics®-Plan für Ihr neues, schlankes Leben!

Rezeptteil, 7. Tag

Morgens: Radicchio-Toast

pro Toast

1 Scheibe Vollkornbrot | 2 Scheiben Frühstücksspeck (Bacon) | 1 kleine Avocado 2 EL Limettensaft | Jodsalz | schwarzer Pfeffer | Cumin | 50 g blaue Weintrauben (ersatzweise: Birnenspalten) | 3 Blätter Radicchio | Kresse zum Garnieren

- Den Rest der Trauben und des Radicchio-Kopfes brauchen Sie heute Mittag!
- Vollkornbrot toasten (wenn Sie keinen Toaster haben: in einer trockenen Pfanne rösten). Speck in der Pfanne auslassen, auf Küchenpapier abfetten.
- Avocado halbieren, schälen, Stein herauslösen. Eine Hälfte in Spalten schneiden, mit 1 EL Limettensaft beträufeln, damit die Spalten nicht braun werden. Die andere Hälfte mit einer Gabel zerdrücken, mit dem restlichen Limettensaft, Salz, Pfeffer und Cumin pikant würzen. Trauben waschen, halbieren.
- Toast mit Avocadomus bestreichen. Speck und Trauben darauflegen, mit den Radicchioblättern belegen. Mit Kresse garnieren und den süß-salzigen Geschmack genießen!

Dazu: Gewürztee (Rezept siehe 2. Tag)

Pro Sandwich: ca. 370 kcal. Ballaststoffe: Radicchio ●●, Vollkornbrot ●●●●●, Trauben ●, Stoffwechsel-Beschleuniger: Bitterstoffe (Radicchio), Jodsalz, Pfeffer, Cumin, Vitamin C; Tein (= Koffein), Muskat, Kardamom, Ingwer

Mittags: Spanischer Spinat

Schon fertig – den haben Sie noch von gestern übrig!

Den von gestern aufbewahrten Spinat kalt genießen. Spinat nicht aufwärmen!

Ca. 200 kcal (heutige Portion). Ballaststoffe: Spinat ●●◗, Rosinen ●●●●●, Stoffwechsel-Beschleuniger: Knoblauch, Chili, Jodsalz, Pfeffer

Mittags: Spaghetti dulcamari

„Bittersüß" sind diese Spaghetti durch den herben Radicchio und die reifen Trauben.

80 g Spaghetti (Trockengewicht) | 1 Knoblauchzehe | 1 Kopf Radicchio (Rest von morgens) 2 EL Chili-Öl | Jodsalz | schwarzer Pfeffer | 40 g blaue Trauben (ersatzweise: 20 g Rosinen) | 3 rohe Riesengarnelen (geschält, ohne Darm, ersatzweise 150 g Tiefkühl-Shrimps) frisches Basilikum

- Knoblauch schälen und in dünne Scheibchen schneiden. Radicchio waschen, putzen und in Achtel schneiden. Trauben waschen und halbieren.
- Spaghetti nach Packungsanweisung in reichlich Salzwasser bissfest kochen.
- 1 EL Chili-Öl in einer Pfanne erhitzen, Knoblauch und Radicchio darin scharf anbraten, so dass sie leicht braun werden. Mit Salz und Pfeffer würzen, Trauben zugeben, vom Herd nehmen, warm stellen.
- Restliches Öl erhitzen, Garnelen darin kurz anbraten (garen sehr schnell!)
- Spaghetti abgießen, gut abtropfen lassen. Auf einem Teller mit den Garnelen und dem Radicchio anrichten. Basilikum-Blättchen abzupfen und darüberstreuen.

Ca. 580 kcal. Ballaststoffe: Radicchio ●●, Trauben ●, Stoffwechsel-Beschleuniger: Bitterstoffe (Radicchio), Chili, Jodsalz, Pfeffer, Basilikum, Vitamin C

Nachmittags: Amaretto-Tiramisu

100 g Vollkorn-Honigkuchen (fertig gekauft, ersatzweise: „normaler" Honigkuchen) | 50 ml Espresso (ersatzweise: starker Kaffee) | 1 EL Amaretto-Mandellikör (können Sie auch weglassen) | 150 g fettarmer Frischkäse | Saft einer Limette | 1 TL brauner Zucker | 1 TL Zimt 1 kleine Mango (ersatzweise: 1 kleine Birne) | Minze zum Garnieren

- Honigkuchen in dünne Scheiben schneiden, eine kleine Form mit der Hälfte davon auslegen. Mit der Hälfte des Espresso und des Amaretto beträufeln.
- Den Zucker im Limettensaft auflösen, mit Zimt und Frischkäse cremig rühren. Auf dem Honigkuchen verstreichen.
- Mango schälen, in dünne Spalten schneiden, auf die Frischkäse-Creme legen.
- Mit dem restlichen Honigkuchen belegen, den restlichen Espresso und Amaretto darüberträufeln.

- Mindestens zwei Stunden im Kühlschrank durchziehen lassen. Schmeckt gut gekühlt am besten. Mit Minze garnieren. Dazu: Orientalischer Kaffee (Rezept siehe 1. Tag)

Ca. 600 kcal. Ballaststoffe: Mango ●●, Vollkorn-Honigkuchen ●●●●, Minze ●●●●, Stoffwechsel-Beschleuniger: Zimt, Vitamin C, Minze; Koffein, Kardamom, Nelken

Abends: Pisto manchego mit Kabeljau

Pisto isst man gern in der Mancha, der Heimat Don Quichottes.
Deshalb war er so dünn!

pro Portion

200 g Fleischtomaten | 1 Zwiebel | 2 EL Chili-Öl | 1 Knoblauchzehe | 1 rote oder grüne Paprika | 150 g Zucchini | Jodsalz | schwarzer Pfeffer | frische Petersilie | 200 g Kabeljaufilet | 1 Limette

- Dieses Gericht eignet sich kalt als Vorspeise oder als Snack fürs Büro. Bereiten Sie also evtl. eine Portion mehr zu – für morgen!
- Fleischtomaten-Fruchtfleisch in grobe Würfel schneiden. Zwiebel schälen und fein hacken. Knoblauch in feine Scheibchen schneiden. Öl in einem Topf erhitzen, Knoblauch zugeben, leicht bräunen lassen. Zwiebeln zugeben und andünsten. Paprika waschen, putzen und in etwa 2 cm breite Streifen schneiden. Zucchini waschen und den Stängelansatz abschneiden. In etwa 2 cm breite, fingerlange Stücke schneiden. Paprika und Zucchini in den Topf geben, kurz mitschmoren.
- Tomaten untermischen. Mit Salz und Pfeffer würzen, im Topf (ohne Deckel) etwa 25 Minuten bei schwacher Hitze einkochen lassen. Das fertige Pisto sollte nicht zu flüssig sein. Petersilie waschen, trocken schütteln, Blättchen abzupfen und kurz vor dem Ende der Garzeit zugeben.
- Kabeljaufilet mit Limettensaft beträufeln, in 1 EL heißem Chili-Öl von beiden Seiten je 3 Minuten anbraten, salzen und pfeffern.

Pisto: ca. 170 kcal pro Portion, Kabeljau: ca. 200 kcal. Ballaststoffe: Paprika ●●, Vollkornbrot ●●●●●, Zucchini ●, Petersilie ●●●●, Stoffwechsel-Beschleuniger: Chili, Jodsalz, Pfeffer, Vitamin C

Bodynamics® ist für immer

So stellen Sie Ihren persönlichen Plan für Ihr neues Leben zusammen

Wenn Sie das Programm „Eine Woche Bodynamics®“ gemacht haben, dann werden Sie bereits merken, dass Sie sich besser fühlen, dass Sie leistungsfähiger sind, und dass eine neue natürliche Harmonie zwischen Körper und Seele entsteht.

Info

Kleine Panne? Keine Panik!

Was passiert eigentlich, wenn Sie mal schwach werden? Wenn Sie auf dem Sofa lümmeln, statt zu joggen (oder wenigstens spazieren zu gehen)? Wenn Sie Pralinen essen, bis Ihnen schwummrig wird, statt vollwertiger Kost in angemessener Menge?

Gegenfrage: Was soll schon passieren? Nichts wird passieren. Nach Ihrem – hoffentlich kurzzeitigen – Ausflug in Verhaltensweisen, von denen Sie ja längst wissen, dass sie nicht gut für Sie sind, machen Sie einfach wieder weiter mit Bodynamics®.

Niemand ist perfekt, und schon gar nicht pausenlos. Kleine Rückfälle können einen echten Bodynamics®-Fan nicht aus der Bahn werfen.

Wie geht´s jetzt weiter?

Nehmen Sie sich die Zeit, in Ruhe zu überlegen, wie Sie Ihre Zukunft gestalten wollen. Wie bauen Sie Bodynamics® in Ihren Alltag ein? Wie soll Ihr Bewegungsprogramm aussehen? Welche Ideen haben Sie, um die Stoffwechsel-

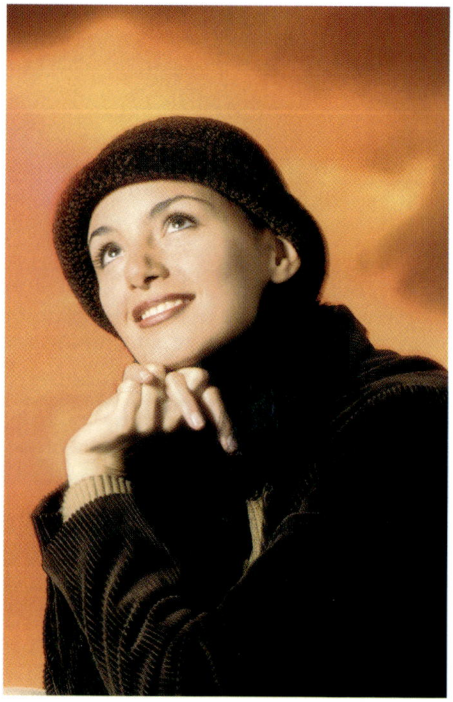

▲ Malen Sie sich aus, wie es weitergehen wird – in Ihrem neuen, schlanken Leben!

Dynamisierung seelisch zu unterstützen? Sprechen Sie mit Ihren Freunden und Ihrer Familie darüber. Wie können Sie sie in Ihre Pläne einbeziehen? Wer kann Sie dabei unterstützen? Und wem können Sie selbst dabei helfen, fitter, schlanker und aktiver zu werden?

Schreiben Sie alles, was Sie vorhaben, auf einen Zettel. Notieren Sie dazu, wie viel Zeit Sie jeweils dafür brauchen, und machen Sie dann einen genauen Plan für die nächsten drei Monate. Und am letzten Tag dieser drei Monate machen Sie wieder einen Plan.

Alle Methoden, die bei Bodynamics® angewendet werden, sind sanft und schonend, alle schenken Ihnen mehr Energie, statt, wie die gängigen Diäten, Ihnen die Energie zu rauben, alle stärken die Regenerationskräfte Ihres Körpers, statt sie zu schwächen.

Vertrauen Sie auf Ihre innere Kraft.

Seien Sie freundlich zu sich selbst, und bestrafen Sie sich weder damit, zu viel zu essen, noch damit, gar nichts zu essen. Geben Sie Ihrem Körper die Bewegung, für die er geschaffen ist und die er braucht, um richtig zu funktionieren.

- Das wichtigste Ziel von Bodynamics® ist, Sie mit Ihrem Körper zu versöhnen. „Der Körper ist der Tempel der Seele“ heißt es im Ayurveda, „du sollst ihn rein halten und mit Düften und Blumen schmücken.“

Info

Bodynamics®-Bausteine

- Die Bodynamics®-Ernährung ist einfach: Bessere Qualität, mehr Vitamine, mehr Ballaststoffe, mehr Gewürze und Kräuter.
- Auch das Bewegungsprogramm ist locker zu schaffen – täglich eine Stunde flott spazieren gehen reicht völlig aus.
- Das Psycho-Training: Essen Sie nicht, wenn es eigentlich um etwas ganz anderes geht. Bodynamics® verhilft Ihnen zu mehr Energie – setzen Sie sie dazu ein, Ihre Probleme an der Wurzel zu packen, statt sich mit Essen darüber hinwegzutrösten.
- Pflegen und verwöhnen Sie sich mit Massagen und Bädern. Steigern Sie Ihre körpereigene Hormonproduktion und: Fühlen Sie sich schön!

Alle Bausteine lassen sich frei miteinander kombinieren, je nachdem, wie viel Zeit Sie haben.

Gehen Sie weiter auf diesem Weg zum reibungslosen und selbstverständlichen Zusammenspiel ALLER Teile Ihrer Persönlichkeit. Akzeptieren Sie sich als Ganzes, und entwickeln Sie Ihre persönlichen Stärken von dort aus weiter. Denn: **Bodynamics® ist für immer!**

Anhang

Rezeptverzeichnis

Literaturverzeichnis

Bücher

Dr. Karin Lindinger: Lass los und gewinne, Gräfe und Unzer Verlag, München 2004

Dr. Wolfgang Feil, Dr. Thomas Wessinghage, Andrea Reichenauer-Feil: Body-Coach, Karl F. Haug Verlag, Stuttgart 2006

Christopher V. Guerriero: Maximize your Metabolism, Jodere Group, San Diego (California) 2004

Prof. Dr. Johannes Huber: Hormone für die Schönheit, Ariston Verlag, Kreuzlingen 1997

Dr. Frank Schwebke: Abnehmen mit Köpfchen, Gräfe und Unzer Verlag, München 2004

John Douillard: Fit mit Ayurveda, Falken Verlag, Niedernhausen 1996

Dr. Ernst Schrott, Cynthia Nina Bolen: Die köstliche Küche des Ayurveda, Goldmann Verlag, München 2004

Prof. Dr. Ibrahim Elmadfa, Waltraute Aign, Prof. Dr. Erich Muskat, Doris Fritzsche: Die große GU Nährwert-Kalorien-Tabelle, Gräfe und Unzer Verlag, München 2005

Fachzeitschriften

- Ernährung und Medizin
- Bewegungstherapie und Gesundheitssport
- Nutrition
- Annals of Nutrition & Metabolism (Ann Nutr Metab)
- Journal of Nutrition Education and Behavior (J Nutr Educ Behav)
- New Scientist
- Journal of the American Medical Association (JAMA)
- New England Journal of Medicine (NEJM)
- Ärztliche Praxis

Bibliografische Information der Deutschen Bibliothek
Die Deutsche Bibliothek verzeichnet diese Publikation in der Deutschen Nationalbibliografie; detaillierte bibliografische Daten sind im Internet über http://dnb.ddb.de abrufbar.

Programmplanung:
Dr. Elvira Weißmann-Orzlowski

Redaktion: Otmar Fischer
Bildredaktion: Christoph Frick

Umschlaggestaltung und Layout:
Cyclus · Visuelle Kommunikation

Bildnachweis
Umschlagfoto vorn/hinten: Chris Meier
Fotos im Innenteil: S. 90: Fridhelm Volk;
S. 83: Pearl Izumi Gruppe, Fotograf: David Brinton;
alle anderen Bilder: Archiv der Thieme Verlagsgruppe

Oswald-Hesse-Straße 50, 70469 Stuttgart
Printed in Germany

Satz: Cyclus · Media Produktion
Druck: Westermann Druck Zwickau GmbH, Zwickau

Gedruckt auf chlorfrei gebleichtem Papier

ISBN 3-8304-2235-0
ISBN 978-3-8304-2235-8

1 2 3 4 5 6